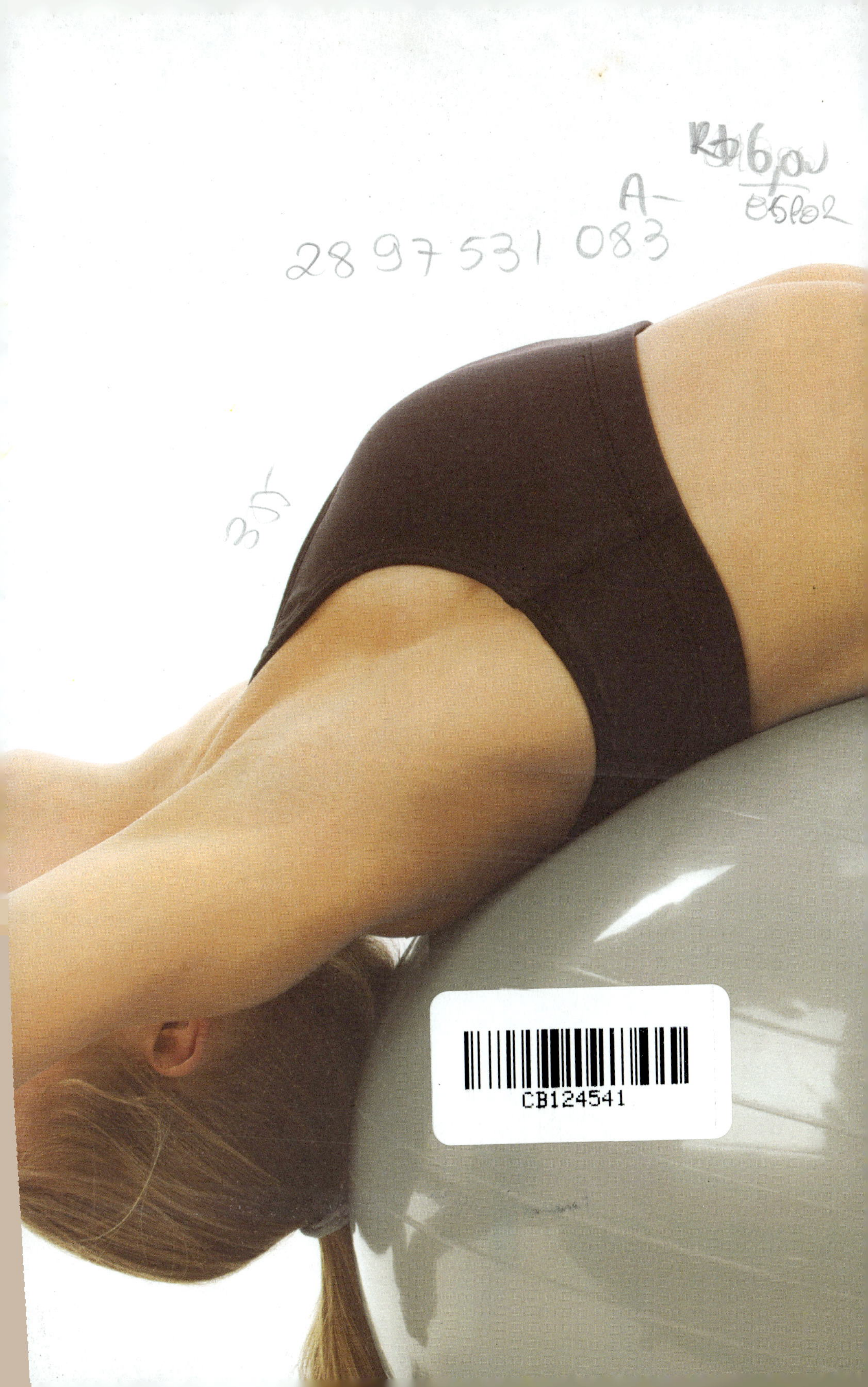

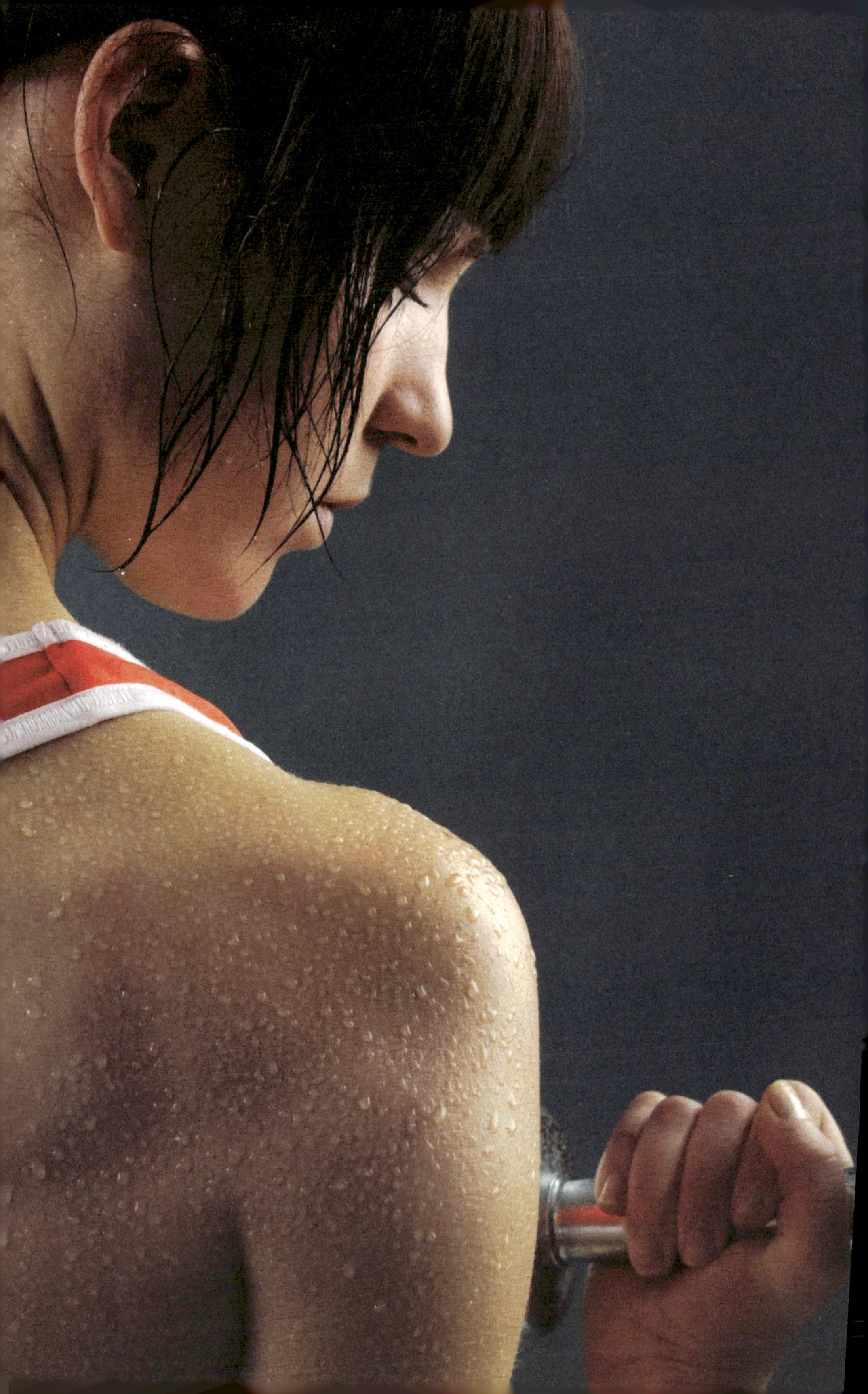

José Alexandre Filho
Deborah Bresser

treino para mulheres

PROGRAMA DE 16 SEMANAS PARA DEIXAR VOCÊ EM FORMA

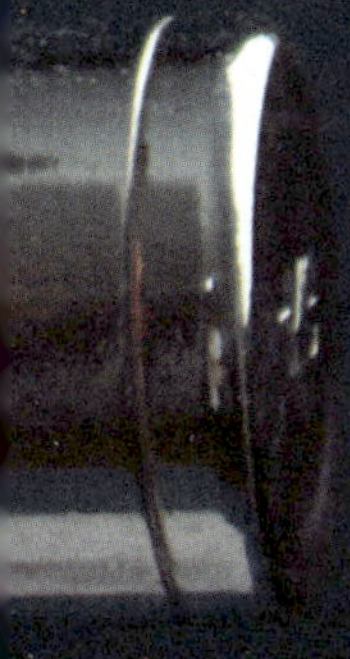

lua de papel

sumário

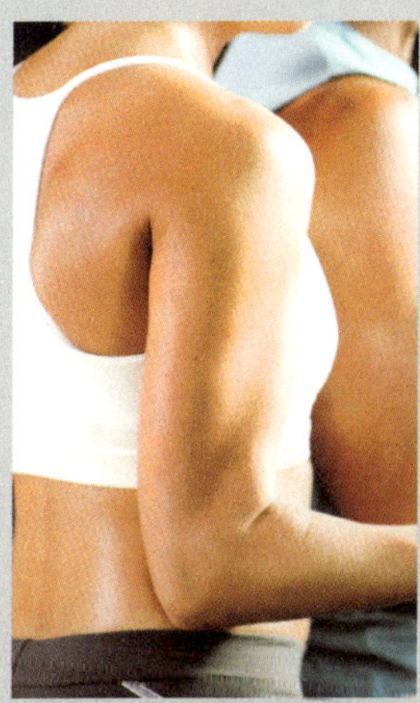

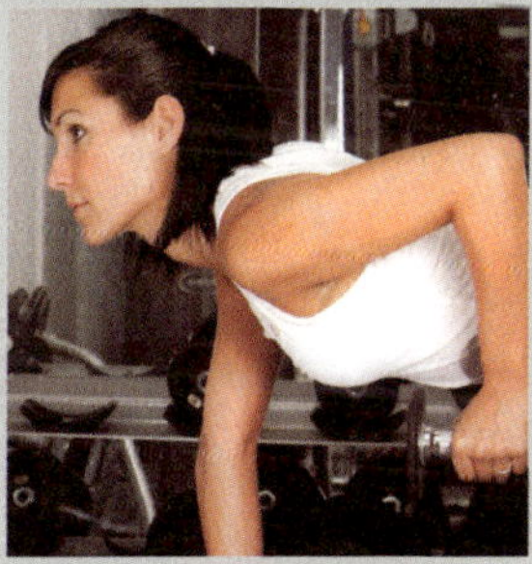

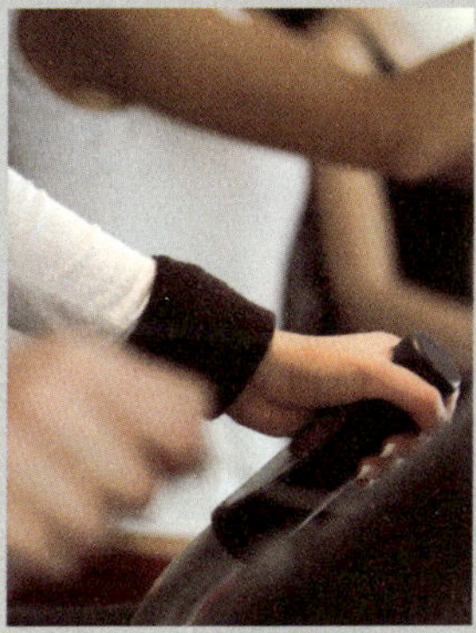

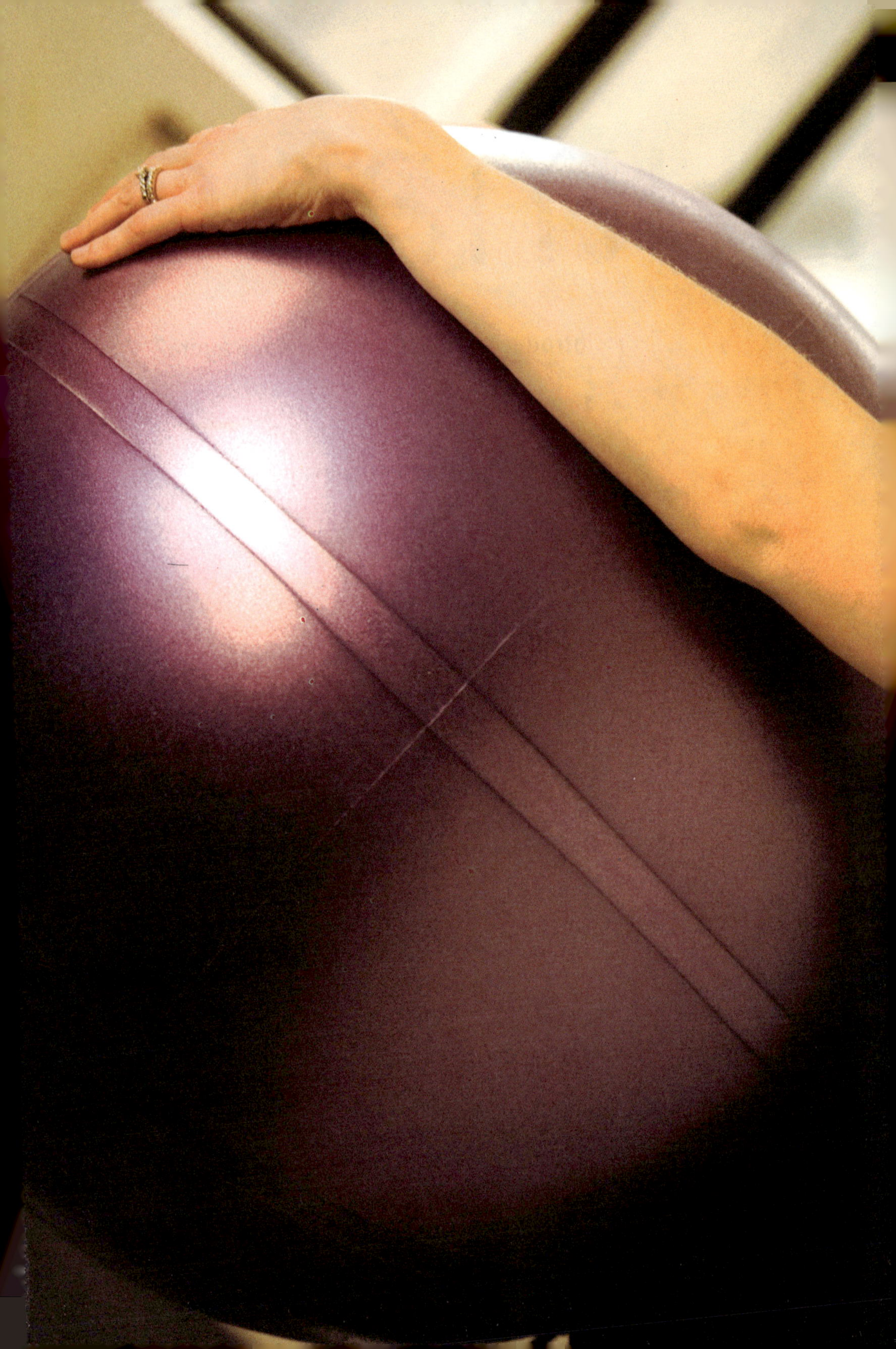

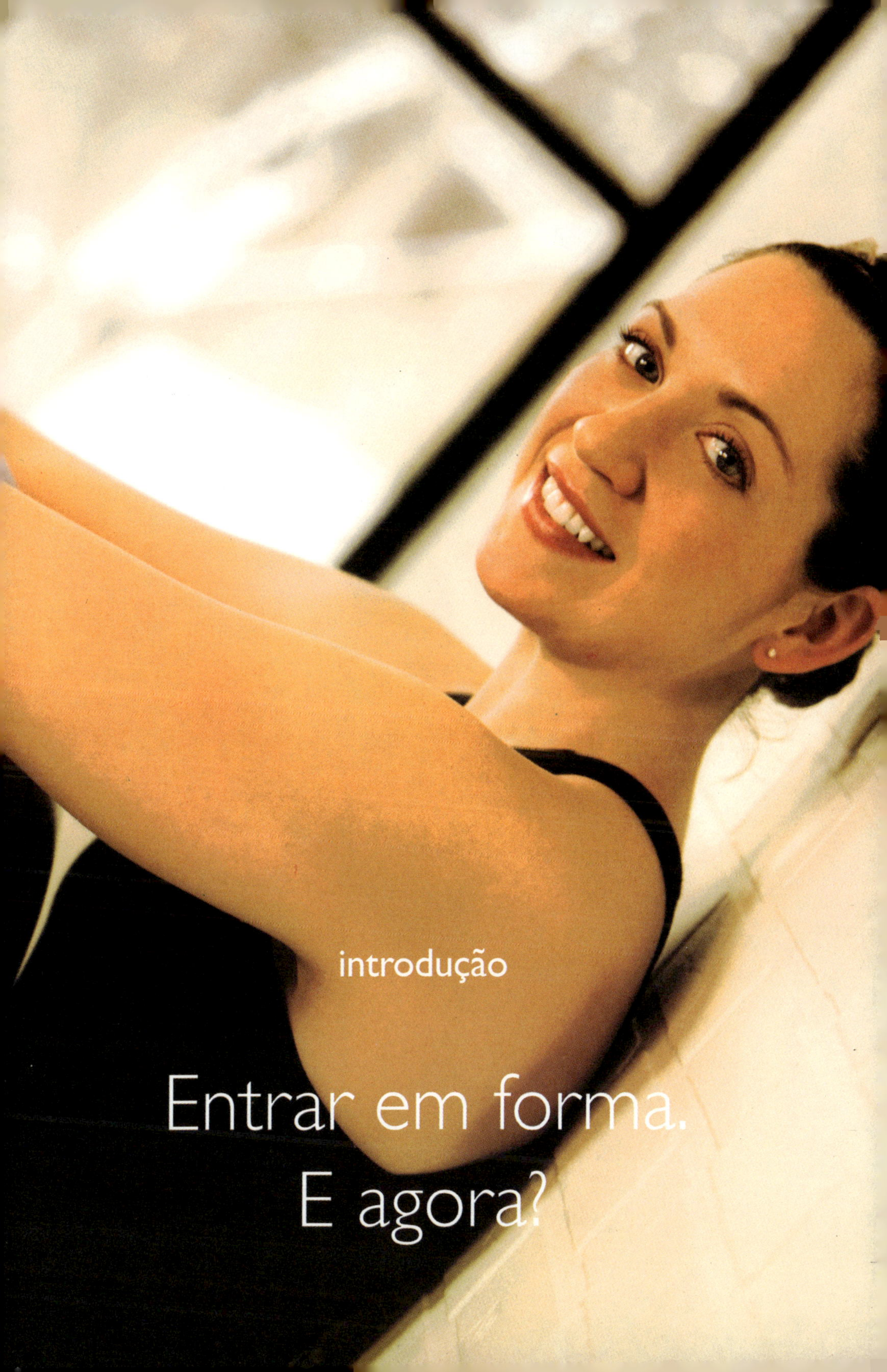

introdução

Entrar em forma. E agora?

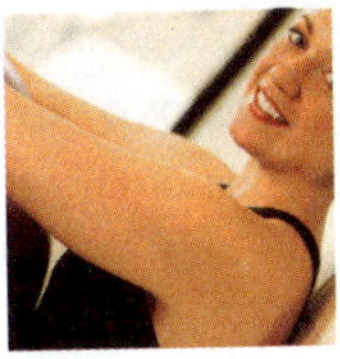

É perfeitamente possível conquistar um corpo definido e ficar sarada.

Hora de se reinventar

A sensação começa pelo quadril. Quer tenha tido filhos, quer não, uma mulher que cruza a barreira das quatro décadas percebe que passa a ocupar mais espaço no mundo, especialmente na altura das cadeiras. Depois vem a dobrinha abaixo do sutiã. A porção do corpo da mulher que fica entre as axilas e as costas começa teimosamente a ficar visível na camiseta. A barriga nunca mais se esconde. Está sempre ali, positiva, operante, demarcando território. Tudo isso sem falar na flacidez, na celulite, no músculo do "tchau", que é um dos primeiros a dizer "oi" à força da gravidade e despencar, e nas roupas, que começam a ficar esquecidas no armário, com você sempre jurando que vai entrar naquela calça 38 ou no vestidinho 40.

O cenário parece tenebroso? Só para quem quer. Acredite: é perfeitamente possível conquistar um corpo definido e ficar sarada, mesmo sem nunca ter sido atleta. Como? É exatamente isso que você vai descobrir a partir de agora, neste *Treino para mulheres*.

Após lançar o livro-DVD que apresenta um método de treinamento capaz de transformar radicalmente homens sedentários em atletas sarados, o *personal trainer* José Alexandre Filho lança a versão feminina do programa. E esse é um público que ele conhece bem. Foi ele quem criou o projeto "Em forma

Não é milagre nem mágica.
Você vai descobrir como o programa de treinos de alta intensidade trabalhados acima do limiar anaeróbico resultou numa mudança radical do corpo de Fernanda, nossa voluntária, em apenas quatro meses de dedicação e empenho.

com seu bebê", um programa completo de recuperação física pós-parto, para a jornalista Myrian Clark. Agora, o técnico titulado em Excelência em *Performance* Humana propõe um novo desafio: fazer que mulheres descubram que podem conquistar um corpo atlético.

Este novo programa, cuja equipe de consultores é composta pelos melhores profissionais do Brasil – entre os quais médicos, nutricionistas, *personal trainers* – permite às mulheres fazerem uma mudança radical em seu corpo em apenas 16 semanas, com exercícios que levam em conta as constantes alterações hormonais provocadas pelo ciclo menstrual.

Tal como no livro masculino, no qual registrou os progressos do empresário Daniel Santana Nunes, desta vez a voluntária escolhida foi a gerente de relacionamento com clientes Fernanda Ramos do Amaral, de 46 anos, que utilizou suplementos alimentares, teve acompanhamento médico para reposição hormonal em virtude de sua idade e frequentou uma academia de última geração. Foram feitas medições das dobras abdominais, fotos e pesagens semanais, além de treinos detalhados. Neste livro, o programa é comentado minuciosamente pela participante e pelo grupo de profissionais envolvidos. Todos os exercícios do treinamento são ilustrados em sequências fotográficas.

Para provar que a idade não impede que as mulheres fiquem torneadas, Fernanda encarou o desafio proposto pelo professor. Ao longo das 16 semanas, Bró – como Alexandre Filho é mais conhecido (sim, de *brother* mesmo, pois o cara é gente boa, camarada, sabe como é?) – conseguiu mudar a vida e o físico da voluntária Fernanda, que experimentou a maior transformação de sua vida. "A adesão ocorre quando se vislumbra o resultado. As pessoas sentem bem-estar já nas primeiras sessões. Tudo melhora: a libido, o sono, a capacidade respiratória", conta o professor, acostumado a promover transformações radicais.

Não é milagre nem mágica. O livro apresenta, em detalhes, o programa de treinos de alta intensidade trabalhados acima do limiar anaeróbio ao qual Fernanda foi submetida, resultando numa mudança radical da aluna em apenas quatro meses de dedicação e de empenho. "O sucesso do desafio está ligado ao trabalho acima do limiar, que promove o aumento das mitocôndrias em número e volume e da capacidade de oxidação das gorduras e dos carboidratos durante a atividade física", explica o professor. Há rotinas de musculação e de treino aeróbico adaptadas às oscilações do ciclo menstrual e acompanhadas de um planejamento alimentar, que é alterado em cada fase do programa.

Comer menos e treinar mais é uma fórmula consagrada. O grande diferencial do programa *Treino para mulheres* está no método proposto, com dosagem adequada de atividades de força, que têm alto impacto, e atividades aeróbicas. O objetivo é a hipertrofia do sistema, que ocorre quando há uma rotina de exercícios físicos com treinamento de força. O grau de hipertrofia depende do tipo e da intensidade do exercício.

Tudo o que Fernanda fez você também pode fazer. Basta seguir corretamente as orientações deste livro, que é um verdadeiro *personal trainer* de bolso. Aqui você encontra a dieta, as dicas médicas e o programa de exercícios. É esse conjunto que, ao término de 16 semanas, fará de você uma mulher nova, irreconhecível, exatamente como Fernanda. "Quando fui fazer as fotos do 'depois', eu às vezes olhava para o espelho e não acreditava que era eu mesma!", conta a voluntária.

Acredite: a mudança é real, não há truques nem *photoshop* (confira as fotos de "antes" e "depois"). As avaliações físicas da Fernanda demonstram que ela iniciou o programa com um IMC de 28,6 e terminou com um de 24,8. Fernanda baixou sua porcentagem de gordura corporal de 27,7% para 15,2%, índice similar ao de atletas. Emocionada, a voluntária lembra que a briga com a balança fazia parte de sua vida desde menina e que, como muitas de nós, encarou várias dietas malucas e praticou atividades físicas descontroladas, mas sempre saía perdendo na luta contra o excesso de peso.

Fernanda conta que começou a frequentar a academia quando tinha 44 anos, em outubro de 2007. Sua composição corporal, nessa época, era: 42,68% de peso gordo, 15,67% de peso ósseo, 20,90% de peso residual e 20,83% de peso muscular. Para seu 1,54 metro de altura, o diagnóstico foi o de obesidade. Antes

Atenção

O programa sozinho não muda nada, nem ninguém. Você precisa estar disposta a colaborar e fazer sua parte: aliar alimentação, treinos e determinação; mudar de vida, de hábitos, de silhueta, enfim, mudar quem você é hoje. Topa? Então vamos lá!

> ENTENDA

O que é IMC

É o índice de massa corporal, calculado a partir da divisão do peso pela altura elevada ao quadrado (peso/altura²)

mesmo de receber o convite para participar deste projeto, Fernanda iniciou um tratamento com o nutrólogo Thiago Volpi. Em sua primeira consulta, em maio de 2009, Fernanda estava com 77,3 quilos. Em julho do mesmo ano, seu peso baixara para 72,9 quilos. Bró, percebendo a dedicação e o empenho de Fernanda na academia, "adotou"-a como voluntária. Em outubro de 2009, quando deu início ao treinamento, Fernanda pesava 68,6 quilos. Ela finalizou seu processo de reconstrução total em abril de 2010, ocasião em que exibia 58,4 quilos de puro músculo, com índice de gordura corporal equivalente ao de atletas de ponta.

> Jamais imaginei que teria esse corpo, nem em sonho; a minha expectativa foi mais do que superada, principalmente por causa da minha idade. Sinto como se eu fosse outra pessoa de fato. É estranho mas é gostoso ao mesmo tempo (sabe a sensação de estar no exterior e ninguém conhecer nada sobre seu passado? É mais ou menos assim). O fator idade – já que estou chegando aos 50 – desaparece, porque me sinto jovenzinha.

São essas as palavras de Fernanda, que serviu de exemplo para todas as suas amigas e que, a partir de agora, servirá de incentivo para você também. "Sinto-me, hoje, na obrigação de divulgar e de incentivar todas a encarar o desafio." Seu desejo é uma ordem, Fê! É exatamente isso que faremos a partir de agora!

$$\text{IMC} = [\text{peso (kg)}] / [\text{altura (m)}]^2$$

IMC (kg/m²)	CLASSIFICAÇÃO
< 16,0	Magreza grau III
16,0 – 16,9	Magreza grau II
17,0 – 18,4	Magreza grau I
18,5 – 24,9	Eutrofia (peso adequado comparado à maioria da população)
25,0 – 29,9	Sobrepeso
30,0 – 34,9	Obesidade grau I
35,0 – 39,9	Obesidade grau II
> 40,0	Obesidade grau III

Tabela 1. Classificação de IMC de acordo com a Organização Mundial de Saúde (1995 e 1997)

Um indivíduo com um IMC menor do que 20 está abaixo do peso; entre 20 e 24,9 está dentro do peso desejável; entre 25 e 30 está com excesso de peso e com um IMC maior do que 30 é considerado obeso. Um índice de massa corporal alto está associado ao risco de mortalidade por doenças do coração, câncer e diabetes. A obesidade indica excesso de gordura corporal.

A composição corporal é geralmente expressa em quantidades relativas de massa gorda e de massa magra. A massa gorda inclui tanto a gordura essencial como a gordura armazenada. A gordura essencial é encontrada na medula óssea, no cérebro, na medula espinhal, nos músculos e em outros órgãos internos e é, como o nome diz, essencial para os funcionamentos fisiológico e biológico normais.

A gordura armazenada inclui dois tipos de gordura: a gordura amarela, que corresponde a aproximadamente 99% do estoque de gordura, e o tecido adiposo marrom, rico em mitocôndrias. A maior parte do tecido adiposo é encontrada diretamente sob a pele. A distribuição da gordura subcutânea pode variar de acordo com o sexo e a idade. O homem tende a armazenar mais gordura ao redor da cintura (obesidade androide), enquanto, em geral, a mulher concentra sua gordura ao redor do quadril e das coxas (obesidade ginoide). Indivíduos mais velhos costumam ter menos gordura subcutânea do que indivíduos mais jovens, mas possuem depósitos de gordura maiores entre e dentro dos músculos esqueléticos.

A massa livre de gordura (MLG), também conhecida como tecido magro ou massa corporal magra (MCM), inclui músculos, ossos, órgãos, líquidos e quaisquer outros tecidos, à exceção dos lipídios e do tecido adiposo. Manter o peso corporal e o percentual de gordura dentro dos patamares considerados desejáveis é importante por três razões: a saúde, o desempenho físico e a estética.

> **ENTENDA**
>
> « Composição corporal: determina as contribuições relativas e absolutas de componentes específicos na constituição do corpo.
>
> « Sobrepeso: condição de excesso de peso baseada na relação altura-peso ou computada por meio de análise da composição corporal.
>
> « Índice de massa corporal (IMC): relação [peso] / $[altura]^2$.
>
> « Gordura essencial: conjunto de gordura e componentes lipídicos do corpo que constitui as membranas celulares, a medula óssea, a gordura intramuscular, etc.
>
> « Gordura armazenada: conjunto de gordura e lipídios estocados no tecido adiposo.

Desafio da juventude

Mãe, mulher, profissional, atleta, dona de casa. Tudo isso sem falar na obrigação de estar linda, com cabelo bem cortado, pintado, arrumado, com as unhas feitas, depilada e disposta a seduzir,

Exercício x Atividade física

O termo "exercício" pode ser usado para indicar atividade executada com o objetivo de melhorar, manter ou expressar um tipo específico de aptidão física. Os componentes da aptidão física incluem força, potência e resistência muscular, resistência cardiorrespiratória, flexibilidade, composição corporal e agilidade.

seja o marido, seja algum *pretê*. A mulher pode ter conquistado vários direitos, mas vive atormentada pela cobrança de ter de ser perfeita em tudo o que faz. Como se não fosse suficiente, ainda há o espelho, que diariamente denuncia uma dobrinha nova aqui, uma ruguinha teimosa acolá, mandando toda manhã a autoestima ralo abaixo, afinal, o tempo não para, e a beleza, ah... a beleza, não dura para sempre.

Para complicar só mais um pouquinho, a mulher ainda sofre com os hormônios, oscilantes, instáveis, que a fazem chorar sem saber por que, ganhar peso descontroladamente, perceber indesejáveis cravinhos na pele e temidos furinhos no bumbum, também conhecidos por aquele nome que toda mulher odeia pronunciar: celulite.

A primeira constatação a favor da sanidade mental feminina é que só não envelhece quem morre jovem. Portanto, já que é inevitável avançar no tempo, a melhor maneira de superar isso é descobrir, em seu coração e sua mente, como você pode fazer isso sem se agredir. Vivemos tempos difíceis, com padrões estéticos absurdos que levam a distúrbios alimentares graves, como a bulimia e a anorexia, ou a equívocos dermatológicos, como aplicação excessiva de toxina botulínica, bocas deformadas por preenchimentos e tantos outros procedimentos que, sem controle, transformam mulheres em bonecas de cera. É preciso, em primeiro lugar, aceitar limites. Não é possível ter 40 anos e exibir a pele de uma menina de 20 anos. No máximo, a pessoa vai conseguir ser um arremedo de si mesma, como tantas caricaturas que existem por aí.

A boa notícia é que dá, sim, para ter 40 anos e manter a musculatura viva, tonificada, torneada e atraente. Isso é possível em qualquer idade. Também é possível mudar hábitos de alimentação e aprender a comer de forma saudável. Carência, minha cara, deve ser resolvida longe da cozinha! Os alimentos podem ser seus melhores amigos, e você vai descobrir que, consumindo-os adequadamente, sua forma física vai mudar.

Da mesma maneira, a rotina de exercícios físicos também precisa ser diferente para quem pretende (e você pretende, senão nem estaria lendo este livro!) reencontrar um corpo do qual se orgulhe. Ninguém está dizendo que é preciso virar uma rata de academia. Mas é preciso se dedicar, sim. Sem esforço, não há resultado. Se você é daquelas que acredita que levantar dois quilinhos de peso em dez repetições vai deixá-la com os braços da Madonna, esqueça.

A partir dos 25 anos (é, dos 25!) o corpo começa a perder sua capacidade de ganhar massa muscular, o que significa que aos 40 anos essa tarefa é ainda mais difícil. Mas dá para sair vencedora dessa batalha, como prova a gerente de relacionamento com clientes Fernanda. Aliando uma alimentação balanceada, reposição hormonal e muita, mas muita, força de vontade, ela conquistou um corpo que nunca teve, nem mesmo quando era mocinha. Se ela pôde, você também pode. Basta perder o medo de ser uma mulher atraente, interessante, malhada e de bem com seu corpo e sua consciência. É, é... medo, sim, senhora! Muitas mulheres ficam desleixadas pelo simples receio de ter de enfrentar o mundo e todos os seus atrativos. Erga a cabeça, encare o espelho e saiba que você tem todo o direito de se livrar desse pneuzinho incômodo, desse bracinho flácido, desse abdômen definidamente... saliente! Se ele "decidiu" que vai ser assim, arredondado, então está na hora de mostrar quem é que manda!

Dos problemas que a gente enfrenta na vida, acredite, a gordura é dos mais simples de resolver. Isso porque a briga contra o excesso de peso é interna, de você consigo mesma. Ganhá-la depende exclusivamente da sua capacidade de controlar o que come e de se dedicar aos exercícios físicos. Ninguém pode fazer isso por você. Tudo aquilo que depende só da gente é bem mais fácil de conseguir. Basta querer. E você, eu sei, quer.

Outra coisa: muita gente, mas muita gente mesmo, fala que a gordura é inimiga da saúde, e é mesmo. Mas vamos deixar a hipocrisia de lado, ok? Aqui, será dita a verdade, somente a verdade. Mulheres querem emagrecer para ficar bonitas! Para entrar nas roupas! Para se olhar no espelho e gostar do que veem. Portanto, essa é a oportunidade de resgatar esses prazeres. Sim, porque comer é ótimo, mas estar magra é muito melhor. É chegada a hora de decidir o que lhe dá mais prazer:

ENTENDA

« Exercício: atividade realizada com o objetivo de melhorar, manter ou expressar um tipo específico de atividade física.
« Atividade física: atividade realizada pelo corpo com objetivos diferentes do desenvolvimento específico de aptidão física.
« Aptidão física: estado de funcionamento corporal caracterizado pela tolerância ao estresse do exercício.
« Treinamento físico: repetição do exercício para melhorar a aptidão física.

comer ou emagrecer. Comer, no nosso caso, abrange todos os pequenos e grandes pecados calóricos que comprometem o bom andamento do seu esforço.

Para emagrecer, a conta é simples: é preciso ingerir menos calorias, de modo que o corpo passe a queimar os excessos de gordura, transformados em energia. Além disso, há calorias do bem e do mal. Neste programa, você vai aprender a fazer substituições inteligentes que vão garantir uma alimentação balanceada e de qualidade. E pode ficar de boca aberta: você vai descobrir que é capaz de perder peso, medidas e gordura e de ganhar massa muscular sem passar fome! Foi assim que Fernanda conquistou um corpo que ela nunca imaginou ter. Ela aprendeu a controlar os impulsos, a não descontar na comida qualquer tipo de descontentamento e – uau! – se livrou até do vício de beber refrigerante.

Um grande mito precisa ser derrubado de vez: quem manda no seu corpo não é a genética. Quem manda nele é você. Fernanda, por exemplo, tem histórico de obesidade. Sua irmã gêmea univitelina fez cirurgia de redução do estômago. Ela sempre foi gordinha, desde criança. Mas descobriu que podia ter um corpo atlético aos 46 anos de idade. Como? Fazendo exercícios físicos sob orientação do professor José Alexandre Filho. É fato: sem treinamento não há perda de peso, nem manutenção da forma física. Nossa voluntária prova que essa afirmação é verdadeira em qualquer idade.

Estudos recentes realizados no Brigham and Women's Hospital e na Faculdade de Medicina da Universidade de Harvard, em Boston (Massachusetts), comprovam que as mulheres de meia-idade com boa saúde devem realizar pelo menos uma hora diária de atividade física para se manter em forma. Publicada no *Journal of the American Medical Association* (Jama), a pesquisa foi realizada entre 1992 e 2007 e examinou 34.079 americanas com idade média de 54 anos e dieta alimentar normal. Os autores do estudo analisaram a atividade física e a mudança de peso das mulheres a cada três anos, em média.

As mulheres engordaram 2,6 quilos, em média, durante o estudo. Houve uma interação importante entre o índice de massa corporal (IMC) e a intensidade da atividade física nas mulheres com IMC inferior a 25. Essa relação de causa e efeito não foi verificada entre as participantes cujo IMC era superior a 25. No total, 4.540 mulheres (13,3%) cujo IMC era inferior a 25 no início do estudo conseguiram manter um aumento de peso inferior a 2,3 quilos ao longo da pesquisa. As atividades físicas de média intensidade totalizaram 21,5 horas por mês, ou cerca de uma hora diária. Anime-se: quanto antes você começar, mais cedo chegará aos resultados.

Para atingir os resultados esperados em um programa de transformação corporal, é preciso, em primeiro lugar, estar determinada a fazer isso, o que certamente é o seu caso. O segundo passo é se submeter a uma honesta e rigorosa avaliação física e alimentar. Uma conversa franca com a nutricionista vai revelar os seus hábitos alimentares. No nosso caso, a nutricionista vai até você e a faz refletir, por meio de um questionário, sobre o que você come, quanto come e como come. É muito comum que as pessoas usem o discurso "eu não como nada e engordo". E pode até ser verdade. O problema, muitas vezes, não está na quantidade, mas na qualidade do que se ingere.

Aquele pedacinho de chocolate que você come para atenuar os efeitos de uma TPM, aquele bombom escondido na gaveta e as guloseimas que você come quase escondida de si mesma fazem um estrago enorme a longo prazo. O álcool, por exemplo, integrante do *kit* de diversão semanal de algumas mulheres, é um vilão e tanto para o corpo. Não apenas degenera as células, como acarreta um indesejável acúmulo de gorduras. Aí está a primeira barreira para quem deseja, de verdade (e você deseja, certo?), mudar de corpo e de vida. Pelo menos durante um tempo, você precisa deixar a bebida e os doces em segundo plano. O foco é manter seu corpo em bom estado. Logo você perceberá que, uma vez adquirida uma nova rotina, será possível tomar o seu champanhe ou comer a sua trufa. Mas para conciliar isso é preciso equilíbrio, sem exageros.

A dieta alimentar, veja bem, é uma parte importante do programa, mas não provoca grandes transformações sozinha.

Queima de gordura

Os músculos aceleram consideravelmente o processo de queima de gordura. Para se ter uma ideia, 500 gramas de músculos exigem que o corpo queime até 50 calorias a mais por dia apenas para ser mantidos. Imagine então o que ocorre quando três quilos de músculos são acrescentados ao corpo. Serão necessárias 300 calorias extras por dia para "alimentá-los", o que significa que você ficará livre de 500 gramas de gordura a cada dez dias sem precisar fazer nada. Combinando exercícios com alimentação correta, que promove o desenvolvimento muscular e mantém o equilíbrio entre os nutrientes, você transformará gordura em músculos. E esse gasto calórico pode durar a vida toda, pois seus músculos sempre consumirão gordura para se manter.

Mudar a alimentação não deixará você com pernas de Sabrina Sato, nem com barriga de Paola Oliveira. É preciso combinar uma alimentação saudável com exercícios regulares. Quando segue somente o regime, a maior parte das pessoas acaba recuperando o peso perdido em até seis meses depois de ter voltado a comer normalmente. A dieta não queima gorduras, mas reduz a massa muscular. Para uma queima eficiente de gorduras sem prejuízo da massa magra, é preciso aliar o regime a um programa de exercícios. No caso do programa *Treino para mulheres*, a dieta prescrita pela nutricionista Jaquelini Bernardini acompanha as etapas do treinamento. Uma avaliação mensal monitora o ganho de músculos e a redução da gordura, uma vez que o objetivo é chegar a um patamar eficiente de troca de massa gorda por massa magra. E acredite, isso é possível e acontece.

Ciclos da vida feminina

Ser mulher é reger uma orquestra de hormônios durante toda a vida. Do primeiro ciclo menstrual até a menopausa, são eles que determinam as oscilações de peso, de humor, de amor próprio e de ânimo que fazem de cada mulher um ser único, especial, exclusivo e complicado. As necessidades femininas, sejam elas nutricionais, emocionais ou físicas, são diferentes das masculinas. Não, você não é igual a eles, por mais que várias gerações tenham defendido a igualdade entre os sexos. Está certo que as mulheres merecem um tratamento semelhante, como seres humanos, mas não dá para estabelecer equivalências quando o que está em jogo é a circunferência da cintura ou a firmeza do bumbum. Muito menos quando o tema é comida.

Eles consomem mais calorias e gastam mais energia. E não menstruam. Não enfrentam, todos os meses, uma batalha hormonal interna. O corpo deles não se prepara para procriar. E muito menos engravida ou sofre todas as alterações físicas, psíquicas e hormonais desse momento. Claro que eles também não têm TPM, não choram à toa, nem ficam doentes de vontade de comer um doce para atenuar as baixas de serotonina, pois tudo isso é causado pelos hormônios femininos. Sem falar que as mulheres precisam consumir alguns nutrientes em maior quantidade do que eles. Como o cálcio, por exemplo. Nas mulheres, o consumo reduzido de cálcio pode levar a quadros de osteoporose, principalmente na menopausa, quando a densidade óssea é reduzida por causa da diminuição dos hormônios femininos. Na gravidez, é preciso aumentar o consumo de ferro para não ter anemia. A menstruação também altera o nível de ferro no sangue. No início da gestação, deve-se aumentar a ingestão de ácido fólico, que diminui os riscos de malformação do feto. Uma coisa é certa: quanto mais cedo uma mulher aprende a comer corretamente, respeitando suas necessidades e seus limites nutricionais, mais bem fará a si mesma.

A dra. Pamela Peeke, especialista em nutrição e metabolismo pela Pew Foundation e autora de *best-sellers* sobre emagrecimento, divide a vida feminina em quatro ciclos: da primeira menstruação até a primeira gravidez (ciclo 1), os anos férteis (ciclo 2), a perimenopausa e a menopausa (ciclo 3) e após a menopausa (ciclo 4). Peeke constatou que uma alimentação adequada e também a prática de exercícios físicos são determinantes para a manutenção da silhueta enxuta, em qualquer dos ciclos.

Os desafios femininos também mudam com o tempo. A adolescência e o início da vida adulta exigem uma rotina alimentar que poucas mulheres conseguem seguir. É essa a fase de formação de uma boa densidade óssea, mas o cotidiano de uma jovem, como sabemos, inclui noites maldormidas, refeições puladas e muita *fast-food*. Por outro lado, a pressão social por um corpo esbelto acarreta, também nesse período, o desenvolvimento de distúrbios alimentares graves, como a bulimia e a anorexia. É preciso encontrar o equilíbrio desde cedo, pois para o corpo não há "lei da compensação". Aquelas que avançam na idade adulta com sobrepeso, por exemplo, aumentam o risco de ter câncer de mama. Em contrapartida, há estudos que comprovam: adolescentes que praticam diariamente exercícios de 30 a 40 minutos podem reduzir em 30% as chances de ter a doença. Sem falar que, nessa idade, para além da preocupação exclusiva com a saúde, o ganho com a prática esportiva engloba da redução do estresse e da depressão ao desenvolvimento de uma autoestima mais equilibrada. Os meninos crescem para cima, espicham. As meninas crescem para todos os lados. Os níveis de estrogênio sobem, impulsionando o aparecimento de seios, quadris e coxas. É natural e esperado o aumento do índice de gordura corporal, mas este deve permanecer em níveis saudáveis. Por isso, o exercício é um excelente aliado.

Nos chamados "anos férteis", entra em cena a multimulher. É durante esse período que o ser feminino enfrenta o desafio de construir uma carreira e uma família, muitas vezes simultaneamente. Manter-se como prioridade da própria vida é quase impossível, mas este acaba sendo só mais um fator, entre tantos outros. Para aquelas que optam pela maternidade, é preciso ter atenção à qualidade da alimentação para si e para o bebê, além de manter a boa forma, uma vez que uma gestante com excesso de peso corre riscos extras, como desenvolver a diabete gestacional ou a pressão alta. Uma gestante não pode deixar faltar nutrientes para o feto, nem muito menos pode usar a gravidez como desculpa para comer por um batalhão. Engordar entre 9 e 12 quilos é o recomendado pelos obstetras. Quem consegue permanecer nesse patamar acaba tendo mais facilidade para recuperar a forma e mantê-la com o passar dos anos.

Aquelas que preferem não ter filhos também devem ficar atentas e manter uma rotina de exercícios. Tendo filhos ou não, a mulher começa a perder, no início da terceira década de vida, de 1% a 2% de músculos por ano, o que leva à redução no ritmo metabólico. Os músculos são grandes consumidores de energia, e sua diminuição altera o funcionamento do corpo. A boa notícia é que os exercícios preservam a musculatura, aceleram o metabolismo e garantem uma saúde melhor no futuro.

Norteada por um programa de exercícios físicos, você vai conseguir chegar a um peso saudável e a um ótimo nível de gordura corporal. Algumas coisas parecem inevitáveis, como aquela pochete que vem e fica, insistindo em não ficar vazia. Dependendo da mulher, pode haver um acúmulo de dois a cinco quilos de gordura entre o umbigo e o púbis. Os quilos extras nessa fase parecem "grudar" em você, mas eles somem. Acredite. Fernanda acreditou. Comer corretamente, aumentar os dias de treino e ter disciplina é fundamental. Não existe milagre. Você conseguirá entrar novamente naquela calça 38, mas precisará se dedicar a esse objetivo com afinco e vontade. A história de sucesso relatada neste livro é a melhor prova de que é possível chegar lá.

E isso pode significar uma chegada a um quarto ciclo mais estável e ameno. Na pós-menopausa, uma alimentação equilibrada com açúcares, proteínas, carboidratos e gorduras pode estabilizar o metabolismo. É preciso também aprender a manter os níveis de resistência, de força e de flexibilidade. Ocorre uma baixa natural da densidade óssea em virtude da redução dos índices hormonais femininos, e, nessa fase, o treinamento com pesos auxilia no desenvolvimento dos músculos, preserva os ossos e melhora a força. Caminhar, nessa idade, já é o suficiente para garantir um bom funcionamento do sistema cardiovascular. E um coração sadio e em harmonia é garantia de longevidade para todas as mulheres.

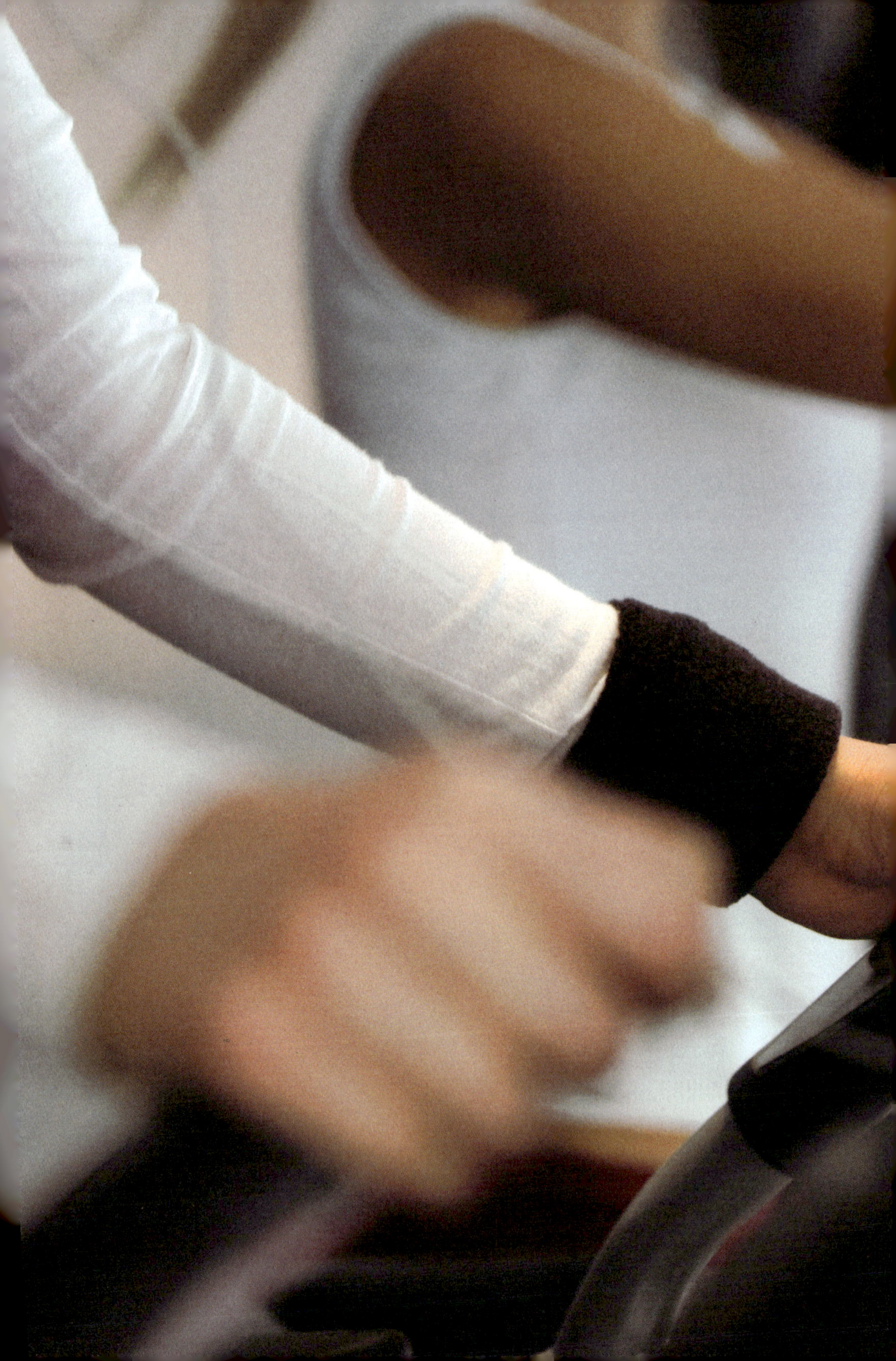

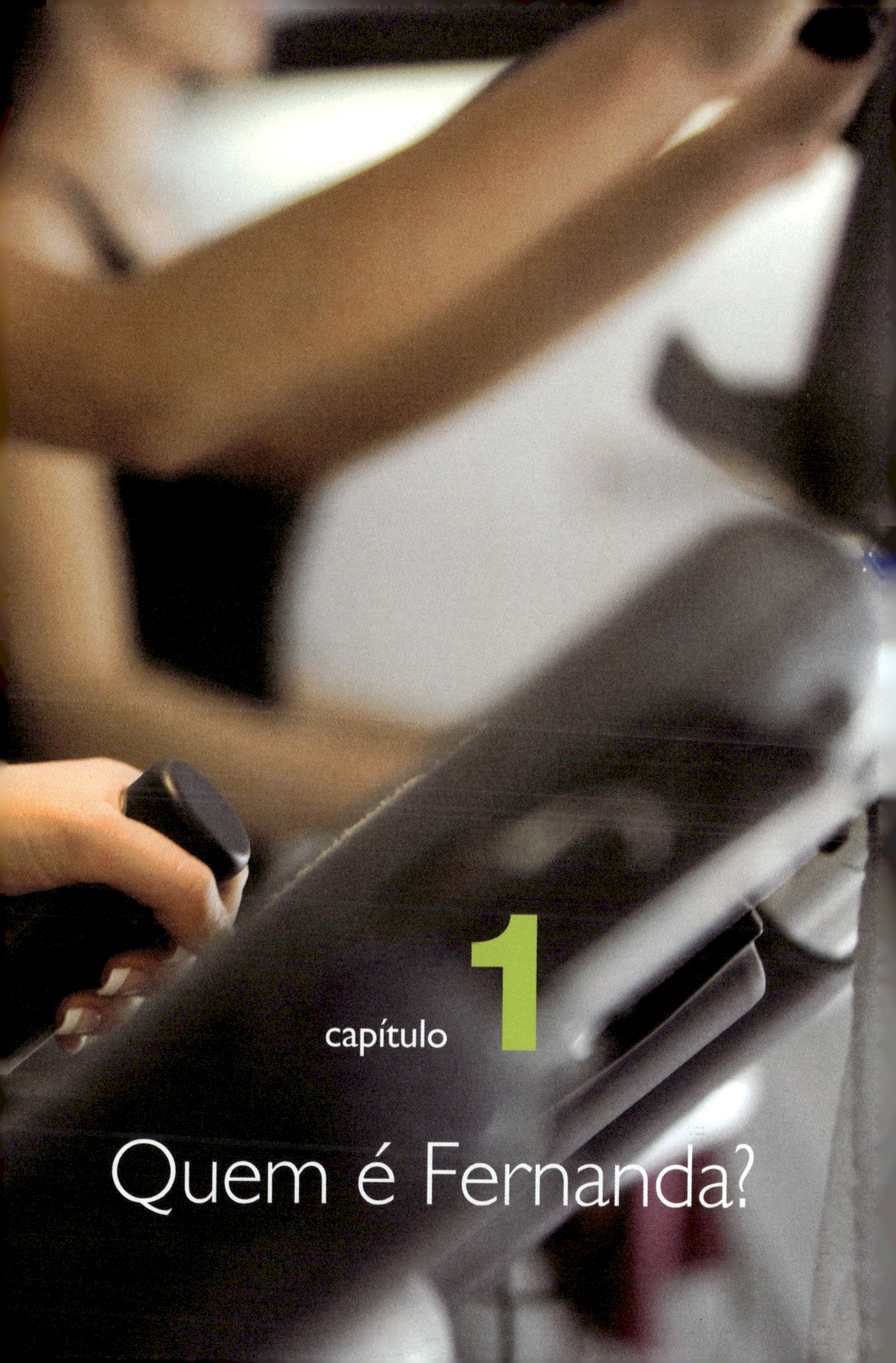

capítulo 1

Quem é Fernanda?

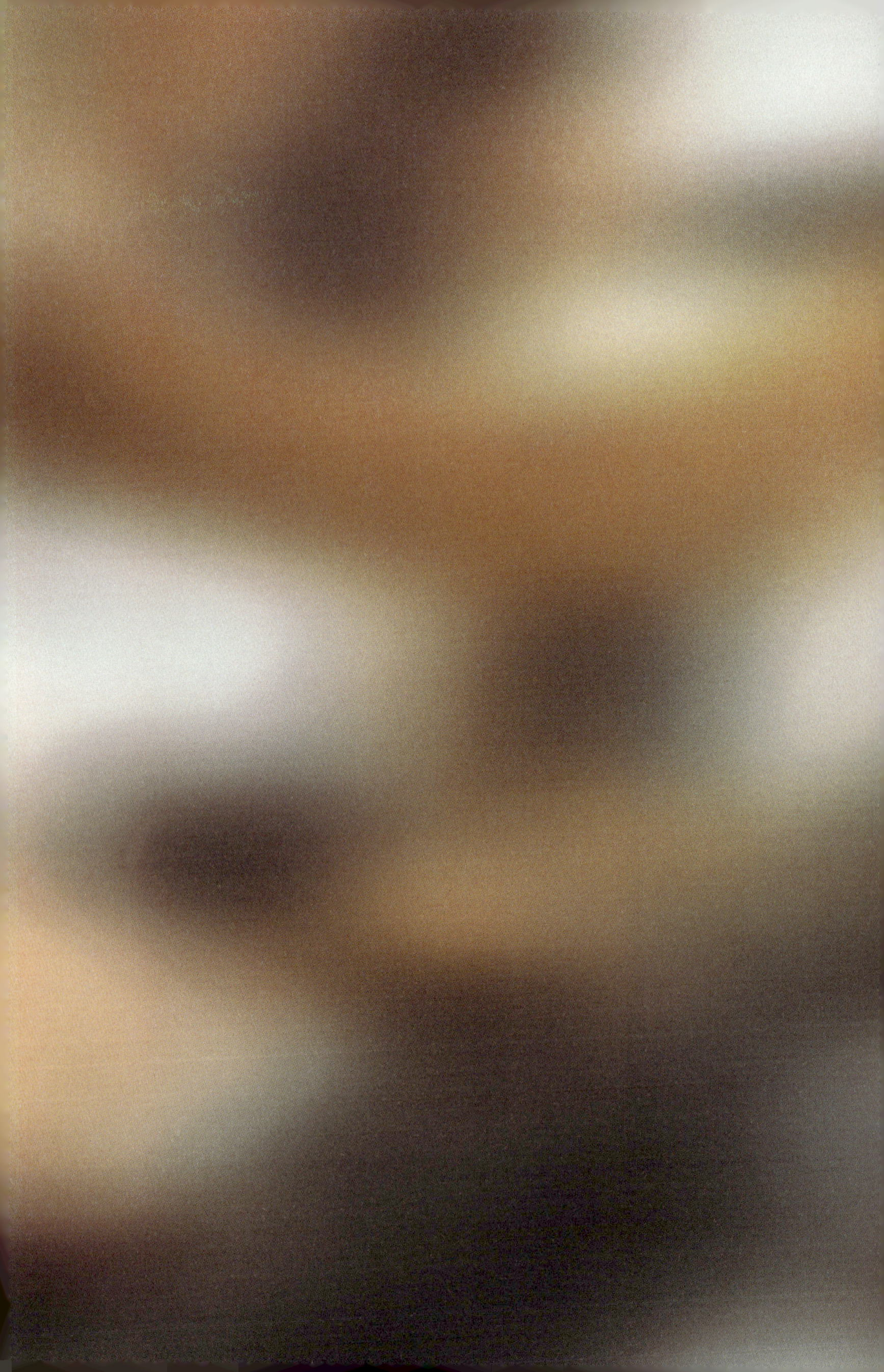

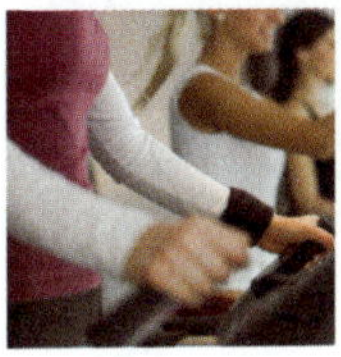

Fernanda Ramos do Amaral tornou-se, aos 46 anos, uma nova mulher.

Ela emagreceu 23 quilos. Enxugou as mágoas, as frustrações e se deu uma chance de recomeçar. "Nunca imaginei ter esse peso e esse corpo", ela diz sobre o resultado de seu processo de reinvenção. Fernanda Ramos do Amaral tornou-se, aos 46 aos, uma nova mulher. Uma semana antes de seu aniversário, em 1° de outubro de 2009, recebeu do professor José Alexandre Filho o convite para ser voluntária do projeto *Treino para mulheres*. "Esse era o meu sonho de consumo, mas nunca acreditei que pudesse ficar assim!", admite.

Fernanda sempre lutou contra o excesso de peso. Ela e a irmã, gêmeas univitelinas, eram, segundo conta, idênticas e gordinhas. Os pais separados e as refeições feitas na casa da avó colaboraram para uma educação alimentar equivocada, que levou as meninas a um quadro de obesidade. Quando chegou aos 120 quilos, a irmã de Fernanda submeteu-se a uma cirurgia de redução do estômago. Ela não radicalizou tanto, mas, ao se deparar com os problemas que todas nós enfrentamos – crises amorosas, problemas no trabalho e dificuldades em casa –, Fernanda desandou. Em 2006, relata, pulou de 60 para 80 e tantos quilos. Contando com o apoio de uma amiga, começou a frequentar a academia, mas "chorava na esteira". Aos 44 anos, a porcentagem de gordura corporal de Fernanda era de 42,9%, índice bastante elevado para sua baixa estatura (1,54 metro). Em agosto de 2009, ela buscou a ajuda do dr. Thiago Volpi e,

"Existem momentos em que eu fico maravilhada, até porque sou 100% emocional, sentimental... Às vezes, acho que o Bró não tem ideia do quanto ele é eficaz em extrair do ser humano a capacidade de virar o jogo e vencer a luta! É uma mistura de carisma, eficiência e olhar de general... Eu não reclamo dos assistentes, mas a aula com ele é sempre diferente, ele inventa exercícios e faz emergir uma força, descoberta entre suores e reclamações, que se multiplica em autoestima, esperança, bem-estar, amizades, etc."

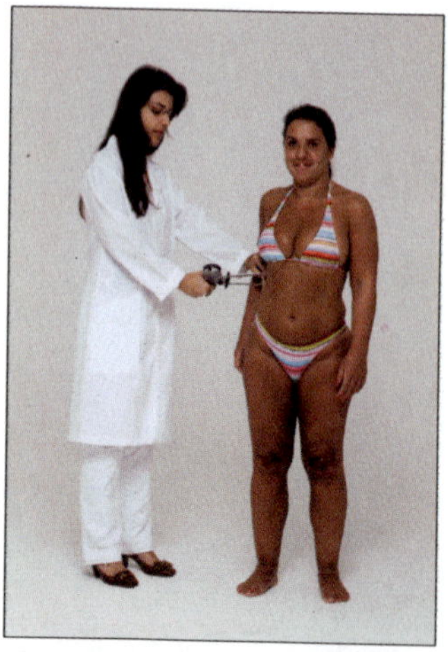

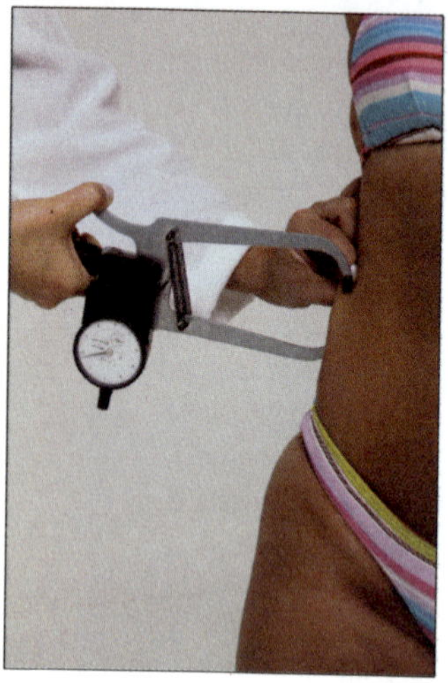

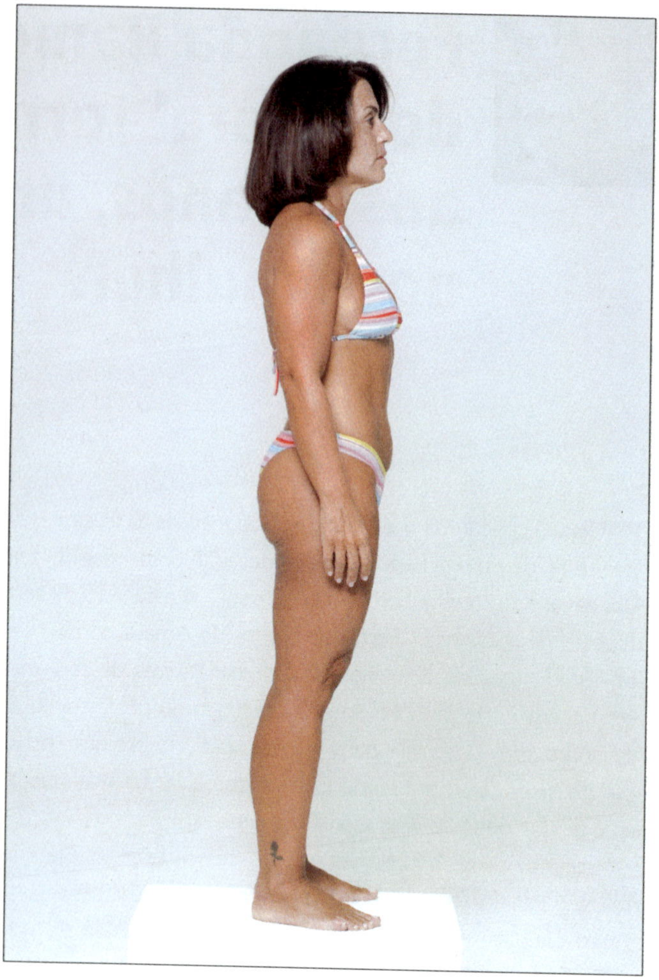

com treinos leves e intensas aulas de *spinning*, em pouco tempo perdeu oito quilos.

Quando virou aluna de Bró, estava animada com a ideia de perder mais alguns quilinhos e comprar umas roupinhas novas. "Nunca achei que o resultado pudesse ser tão eficaz", admite. A primeira mudança ocorreu na dieta. "Eu bebia Coca-Cola *light* como se fosse água", diz. Trocou o refrigerante por suco e água. Adora pão, mas aboliu. Encarou seis meses de dieta, alternando os alimentos de acordo com o ciclo de treinamento.

"Caipirinha e sorvete são as coisas de que mais sinto falta", diz. Mas nenhum gole e nenhuma colherada pagam o preço de ela ter se (re)descoberto como uma garota de 18 anos. "Eu mudei para melhor, mudaram os meus valores, mudei meu círculo de amizades, mudei minha atitude com relação aos homens", avalia. Fernanda é solteira e sente que está reaprendendo a seduzir os homens. "Estou deixando de me esconder, me reconhecendo no espelho."

É sempre bom lembrar que Fernanda não virou "rata" de academia. Quando iniciou o programa, ela estava empregada e trabalhava em um banco como secretária executiva. Chegava à academia por volta das 18h e se aquecia durante 45 minutos em um dos três equipamentos aliados da boa forma feminina: a esteira, a bicicleta e o *transport*. Em seguida, fazia 45 minutos de musculação e, para arrematar, mais 45 de *spinning*, de segunda a quinta-feira. "Muita gente, antes mesmo de começar a frequentar uma academia, diz que detesta malhar. A gente tem de aprender a gostar, tem de se dar o direito de descobrir se gosta. Para mim, é um relaxamento mental."

Fernanda tem um apreço singular por seu técnico. Ela sabe que ele consegue, como poucos, levantar uma sedentária da cadeira e dar a ela uma nova vida.

Segundo Fernanda, Bró manda o medo embora! "Eu desejo profundamente que outras mulheres consigam alcançar o que almejam, porque isso não é superficial. É a necessidade de se sentir bem, bonita, pronta para lutar de novo!"

Confira nas tabelas a seguir o quanto a Fernanda emagreceu e como mudou a sua composição corporal, ganhando massa magra (músculos) e perdendo gordura. Acredite: isso também pode acontecer com você.

Fernanda Ramos do Amaral
Idade: 46 anos
Altura: 1,54 metro

	INÍCIO DA FASE 1	TRANSIÇÃO DE FASES - Fim da FASE 1	FIM DA FASE 2	FIM DA FASE 3
Data	1º/10/2009	18/11/2009	20/1/2010	11/3/2010
Peso (kg)	67,9	65,8	61,4	58,7
IMC	28,6	27,7	25,9	24,8

Tabela 2. DADOS ANTROPOMÉTRICOS

	FASE 1 (av. 1)	TRANSIÇÃO DE FASES (ret. 1)		FASE 2 (final)	FASE 3 (final)
% gordura corporal	27,7	23,5	- 4,2	18,1	15,2
Peso da massa gorda	18,8	15,5	- 3,4	11,1	8,9
Peso da massa magra	49,3	50,3		50,3	49,8
Classificação % de gordura	Acima da média	Bom		Excelente	Excelente

Tabela 3. COMPOSIÇÃO CORPORAL

	FASE 1 (av. 1)	TRANSIÇÃO DE FASES (ret. 1)	FASE 2 (final)	FASE 3 (final)
Braço	32	32	30,5	29
Peitoral	90	88	85	84
Cintura	78,5	75	71	70
Abdômen	81	78,5	76	75
Quadril	101	96,5	93,5	92
Coxas	58	56	55	53
Panturrilhas	40	40	38	38

Tabela 4. CIRCUNFERÊNCIAS RELAXADAS (cm)

	FASE 1 (av. 1)	TRANSIÇÃO DE FASES (ret. 1)	FASE 2 (final)	FASE 3 (final)
Bíceps	33	32,5	30,5	30,5
Tríceps	34	32	30,3	31
Peitoral	90	87	89,5	88
Coxas	58,3	56,5	56	53,2
Panturrilhas	40,5	40	38,8	39

Tabela 5. CIRCUNFERÊNCIAS CONTRAÍDAS (cm)

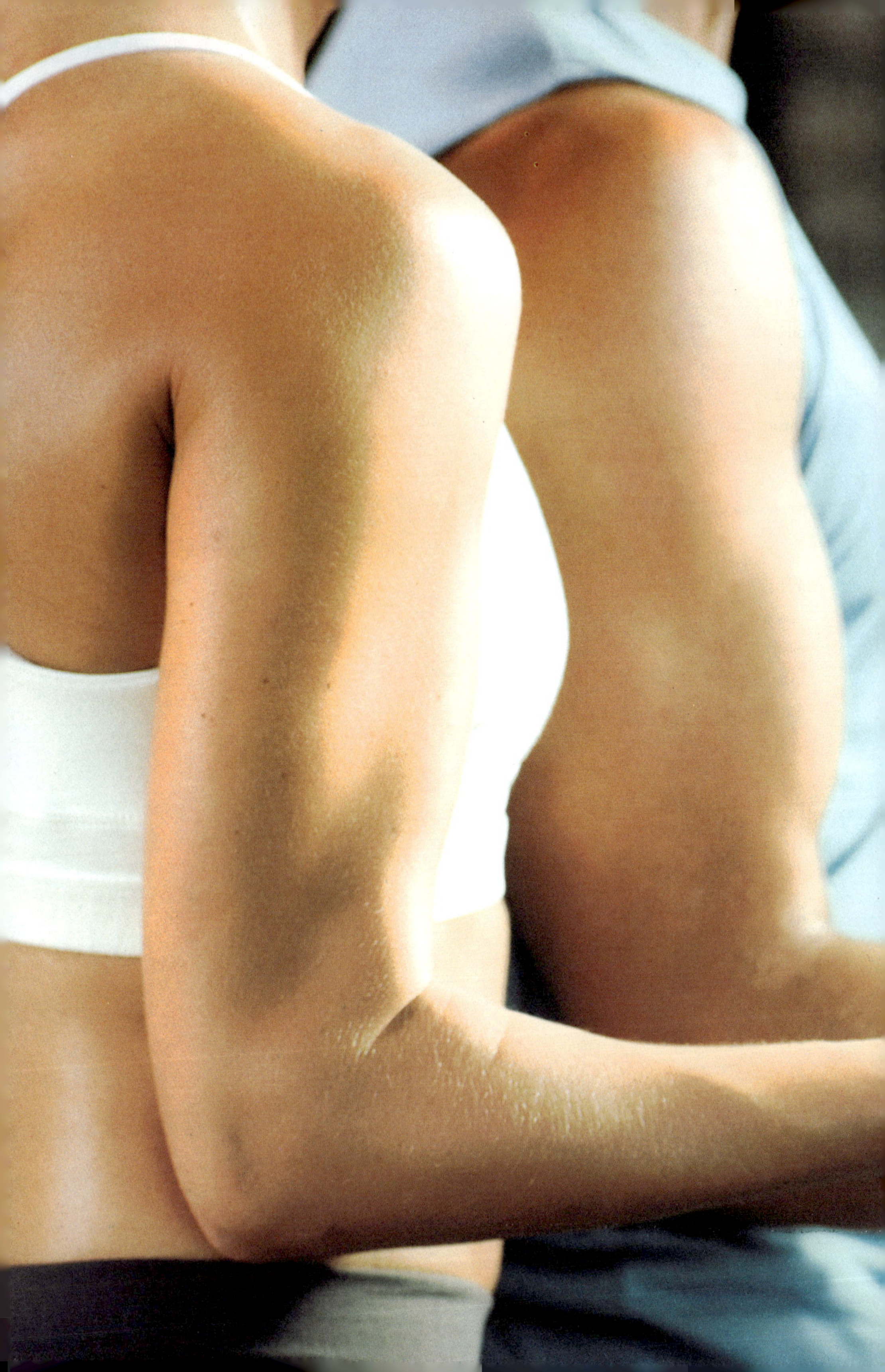

capítulo 2

Como foi criado o treinamento

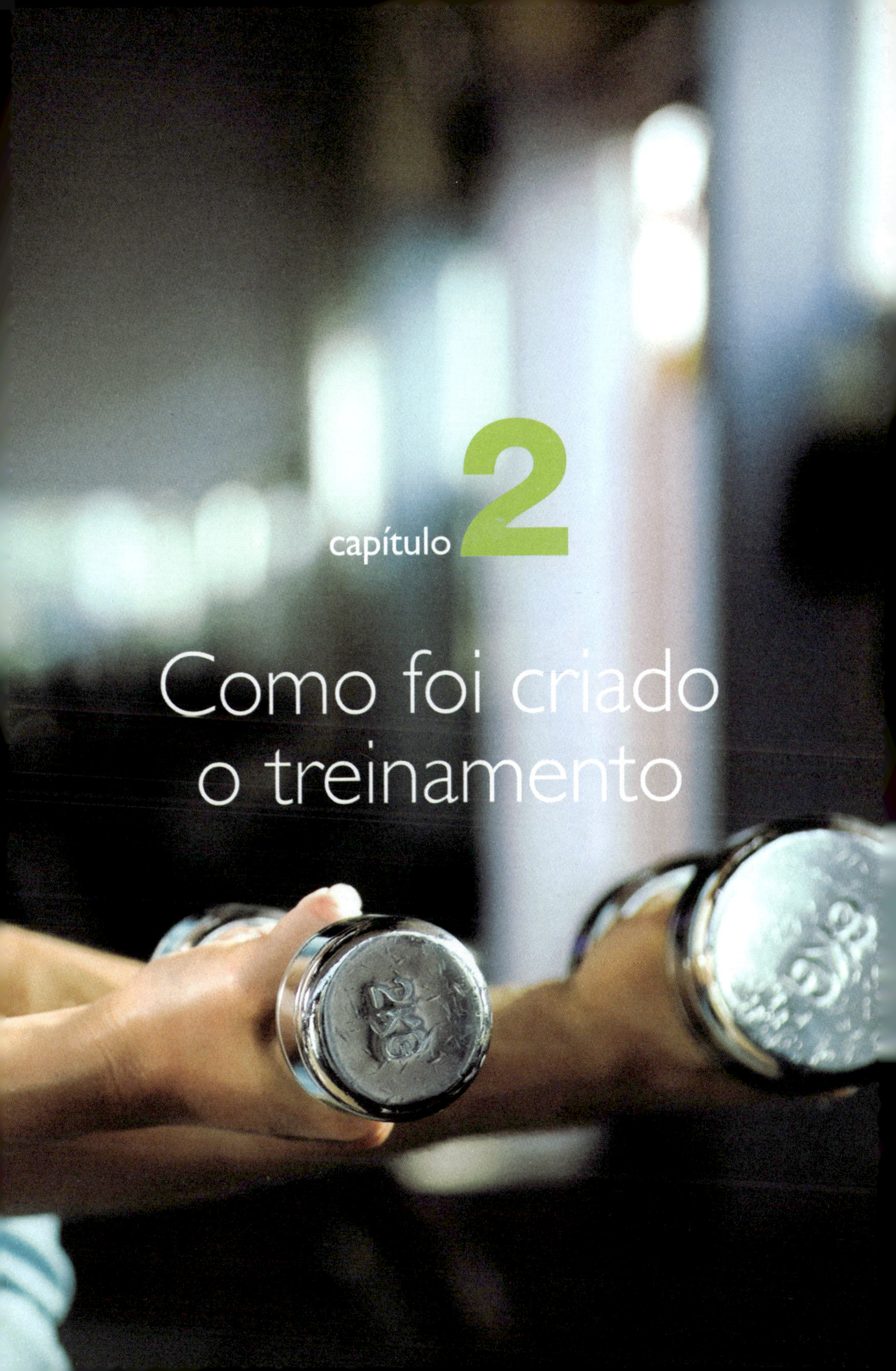

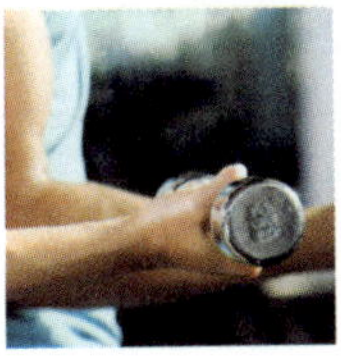

"É um tratamento de choque e, como tal, exige vontade, disciplina e persistência."

A mulher precisa lidar com seus hormônios ao longo de toda a vida, mas, mais do que isso, ela possui um relógio biológico mensal que, a cada semana, alterna sua propensão para certos tipos de treinamento. Há diferentes estudos que avaliam a relação entre a prática de exercícios físicos e o ciclo menstrual, sendo que algumas teses já são mais amplamente aceitas. É fato, por exemplo, que, na semana do fluxo menstrual e na seguinte, quando aumenta a produção dos hormônios femininos estrogênio e progesterona, os trabalhos de força e os cardiovasculares dão mais resultado. Na terceira semana do ciclo, há liberação de progesterona, e a capacidade feminina cai, sendo indicado um trabalho de média intensidade. Durante a fase pré-menstrual, o treinamento deve ser alterado novamente, enfatizando uma ação regenerativa.

Estudo realizado por um grupo de pesquisadores brasileiros, disponível para consulta no *Brazilian Journal of Biomotricity*, avaliou o efeito de um treinamento resistido periodizado – adequado às fases do ciclo menstrual – na composição corporal e na força muscular. A amostra contou com um grupo de cinco mulheres de 18 a 30 anos já habituadas ao treinamento resistido. Elas treinaram três vezes por semana, em dias intercalados, durante dois ciclos menstruais. A periodização da intensidade foi realizada de acordo com as três fases do ciclo menstrual, a saber: menstrual, pós-menstrual e pré-menstrual. Foram reali-

O programa *Treino para mulheres* compreende uma série de exercícios que precisam ser repetidos para que se chegue ao resultado esperado. A proposta inclui cinco treinos semanais, com pelo menos duas horas cada um.

> ENTENDA

Fases do ciclo menstrual:

« FASE MENSTRUAL (FLUXO): dura cerca de cinco dias, nos quais o endométrio (revestimento uterino) se descola da parede do útero na forma de fluxo menstrual.

« FASE PROLIFERATIVA: o útero é preparado para a fertilização durante mais ou menos dez dias. Nessa fase, o endométrio fica mais espesso, e os folículos ovarianos amadurecem. A fase termina quando um folículo amadurece e se rompe, liberando o óvulo (momento da ovulação).

« FASE SECRETÓRIA: corresponde à fase lútea do ciclo ovariano e dura de 10 a 14 dias, nos quais o útero se prepara para a gravidez. Nesse período, o folículo está vazio (corpo lúteo) e ocorre a secreção dos hormônios progesterona e estrogênio.

zadas avaliações antropométricas da composição corporal e da força muscular pré e pós-periodização. A força muscular também foi avaliada ao final do primeiro mesociclo.

O estudo constatou que o peso corporal, as circunferências do braço direito, das coxas direita e esquerda e das pernas direita e esquerda aumentaram. Já as dobras cutâneas axilar, da coxa e da perna, bem como o somatório de todas, diminuíram pós-treinamento. A força muscular indicou valores pós-treinamento maiores do que os de pré-treinamento (supino reto, *leg press*, mesa flexora, cadeira extensora, remada). A área muscular do braço aumentou, não estatisticamente, para 39,91%. A conclusão, de acordo com o método adotado, foi de que a periodização ondulatória, que acompanha as alterações hormonais do ciclo menstrual, promove aumentos significativos na força muscular e possíveis ganhos morfológicos após oito semanas de treinamento.

Seguindo o princípio de alteração do ciclo menstrual, o professor José Alexandre Filho, auxiliado por uma equipe multidisciplinar, definiu a forma de aplicação dos treinamentos. O professor Disnei Sanches definiu a periodização dos treinos de acordo com as fases do ciclo menstrual. O programa é amparado por sequências de treino aeróbico desenvolvidas pelo professor Marcelo Dantas, as quais propõem exercícios na esteira, no *transport* e na bicicleta ergométrica. O treino de força e resistência divide-se em tronco, com programa de exercícios proposto pelo professor Fabio Aquino, e pernas, com sequência elaborada pelas professoras Gilmara Chaves de Melo e Bruna Saragiotto. Há ainda forte ênfase no trabalho postural, baseado nos princípios do pilates e orientado pelo professor Thales Martins, e no desenvolvimento da musculatura do abdômen, que tem planilha criada especialmente pela professora Daniele Bina. Esse timaço de especialistas está a postos, pronto para cuidar de você!

"É um tratamento de choque e, como tal, exige vontade, disciplina e persistência", lembra Fernanda. Segundo ela, executar os exercícios foi bem complicado nas duas primeiras semanas, mas o susto inicial logo se transformou em estímulo. "O fato de estar sendo observada por muitas pessoas na Academia

Pelé Club e de ser elogiada pela maioria também me incentivou e mostra que minha evolução foi rápida. Ninguém esperava tal resultado, todos ficaram surpresos."

Um efeito colateral que pouca gente acredita que existe é o da transformação da disciplina e da persistência relacionadas às obrigações em momentos de prazer. "Confesso: alimentaram o vazio da solidão que eu sentia muitas vezes", comenta Fernanda, para quem o treino passou a fazer parte da vida e da rotina de forma prazerosa.

E você? Não acha que está mais do que na hora de descobrir a alegria de treinar e conquistar um novo corpo?

Bases fisiológicas

O corpo é uma máquina eficaz e muito inteligente que acaba sempre se adaptando ao que lhe é solicitado, procurando fazer o máximo com o mínimo de esforço. Se você fizer exercícios sempre com a mesma intensidade ou se correr o mesmo percurso no mesmo ritmo, chegará a um ponto em que não acrescentará nada à sua forma. É muito comum, nas academias, encontrar alunos que reclamam que treinam, treinam e não saem do lugar. Não emagrecem. Não ganham músculos. O segredo é sair desse platô, uma zona na qual o corpo se acomoda e relaxa. Mas como fazer isso? Alterando a ordem, a intensidade, a velocidade e a força dos exercícios. Começou a ficar fácil? Está na hora de mudar para que você possa exigir mais de seu corpo e ir além. Acredite: você consegue. E os resultados permanecerão.

O programa idealizado por Alexandre Filho produz um efeito físico avassalador em seus praticantes, com uma demanda energética de até 1.000 calorias por hora, proporcionando uma condição física sensacional e músculos bem definidos e torneados. A mitocôndria é uma das mais importantes organelas celulares, vital para a respiração celular e responsável por muitos processos catabólicos fundamentais para a obtenção de energia, como a oxidação de ácidos graxos. O seu aumento favorece o consumo de carboidratos e de gordura durante a prática do exercício físico, por isso Alexandre Filho priorizou em seu

ATP

Mitocôndrias são organelas citoplasmáticas tubulares que podem ser consideradas verdadeiras centrais energéticas da célula, já que nelas é fabricada uma substância de grande poder energético, o trifosfato de adenosina ou ATP, sem a qual nenhum dos processos do organismo que consomem energia poderia ocorrer. Conforme suas necessidades, cada célula dispõe de mais ou menos mitocôndrias (que variam de centenas a milhares), cujos tamanhos serão maiores ou menores. As mitocôndrias têm importante papel na respiração celular. Elas são abastecidas pela célula hospedeira, recebendo substâncias orgânicas, como oxigênio e glicose, as quais processa e converte em energia na forma de ATP, que é devolvida para a célula hospedeira. A mitocôndria é, ainda, responsável por muitos processos catabólicos fundamentais para a obtenção de energia.

Propriocepção

Os proprioceptores são tipos de órgãos sensoriais localizados nos músculos, nas articulações, nos tendões, nos ligamentos e na pele. A função desses órgãos é conduzir informações sensoriais a partir dessas áreas para o sistema nervoso central. Propriocepção é o termo mais adequado para descrever muitos dos processos fisiológicos que ocorrem no sistema sensório-motor, como as sensibilidades de posição articular, a cinestesia, o equilíbrio e a ativação muscular reflexa, a qual está ligada também à locomoção. Além disso, é um componente-chave da estabilidade dos movimentos.

projeto o aumento do volume e do número dessas organelas em nosso corpo.

O fenômeno adaptativo do tecido muscular promovido pelo regime de exercícios físicos de força (gerada pelas séries musculares) e explosão (gerada pelas sessões de alta intensidade de corrida) é o responsável pela magnitude hipertrófica dos músculos neste programa. Exercícios de força são aqueles que promovem contração muscular de resistência, geralmente provocada por cargas externas, como as usadas em levantamento de peso.

É fenomenal a capacidade que o músculo humano possui de aumentar e de diminuir de tamanho. Interações complexas entre genética, treinamento, nutrição, endocrinologia e saúde determinam o grau de hipertrofia ou comprometem os resultados a partir de uma dada condição. O aumento do músculo é denominado hipertrofia. Atividades mais intensas, como corrida de velocidade ou levantamento de peso, provocam hipertrofia muscular mais evidente. A hipertrofia muscular não é um processo rápido. São necessárias várias semanas de treinamento para induzir a massa muscular a um aumento perceptível, tanto em diâmetro quanto em comprimento das fibras musculares existentes, e grandes aumentos podem exigir de vários meses a anos de treinamento aplicado.

No nosso caso, temos 16 semanas para conquistar uma hipertrofia nunca antes imaginada. Uma coisa é certa: o treinamento de força é um aliado imbatível para quem deseja ganhar volume muscular. O treino com pesos é essencial para moldar e fortalecer o corpo. Aliado a uma dieta adequada, ele garantirá hidratação intracelular dos músculos e aumento de seu metabolismo, garantindo maior perda do excesso de gordura e menor retenção de água. Mulheres costumam ter muito medo de treino com pesos, pois imaginam que vão ficar musculosas demais, perdendo a feminilidade. Tudo o que é exagerado não funciona. O que se pretende aqui é mostrar como conquistar um corpo definido, saudável e atraente.

O conceito

O programa *Treino para mulheres* compreende uma série de exercícios que precisam ser repetidos para que se chegue ao resultado esperado. A proposta inclui cinco treinos semanais, com pelo menos duas horas cada um, para ganhar massa muscular, perder gordura, redefinir os contornos corporais e vencer a barreira da capacidade cardiorrespiratória. Todo o esforço é feito por um corpo mais definido. O programa combina exercícios aeróbicos e resistidos, de força e de alta intensidade, além de rotinas de pilates, abdômen, pernas e tronco. "O corpo deve ficar apto não apenas às exigências do treino, mas também, e principalmente, para atividades cotidianas, como subir e descer escadas, caminhar, pegar peso, carregar filhos no colo e fazer sexo", avisa o professor Alexandre Filho. E aí? Vai encarar sua nova vida? Então comece agora mesmo!

Flexibilidade

Trata-se de uma característica morfofuncional das articulações e dos discos vertebrais. Quando dois ossos estão em contato, diversas estruturas permitem que a movimentação entre eles seja realizada com facilidade, como camadas de cartilagem hialina e cápsulas articulares com líquidos lubrificantes (sinoviais) e diferentes.

1ª SEMANA	Aeróbico quadríceps/ glúteo 1A ABS	Tronco de adaptação 1 postural	Aeróbico glúteo/ posterior 1B ABS	Tronco de adaptação 1 postural	Aeróbico glúteo 1C ABS
2ª SEMANA	Aeróbico quadríceps/ glúteo 2A ABS	Tronco de adaptação 1 postural	Aeróbico glúteo/ posterior 2B ABS	Tronco de adaptação 1 postural	Aeróbico glúteo 2C ABS
3ª SEMANA	Aeróbico quadríceps/ glúteo 3A ABS	Tronco de adaptação 2 postural	Aeróbico glúteo/ posterior 3B ABS	Tronco de adaptação 2 postural	Aeróbico glúteo 3C ABS
4ª SEMANA	Aeróbico quadríceps/ glúteo 4A ABS	Tronco de adaptação 2 postural	Aeróbico glúteo/ posterior 4B ABS	Tronco de adaptação 2 postural	Aeróbico glúteo 2C ABS
5ª SEMANA	Aeróbico quadríceps/ glúteo 1A ABS	Tronco de adaptação 2 postural	Aeróbico glúteo/ posterior 1B ABS	Tronco de adaptação 2 postural	Aeróbico glúteo 1C ABS
6ª SEMANA	Aeróbico quadríceps/ glúteo 2A ABS	Tronco-treino intermediário postural	Aeróbico glúteo/ posterior 2B ABS	Tronco-treino intermediário postural	Aeróbico glúteo 2C ABS

7ª SEMANA	Aeróbico quadríceps/ glúteo 3A ABS	Tronco-treino intermediário postural	Aeróbico glúteo/ posterior 3B ABS	Tronco-treino intermediário postural	Aeróbico glúteo 3C ABS
8ª SEMANA	Aeróbico quadríceps/ glúteo 4A ABS	Tronco-treino intermediário postural	Aeróbico glúteo/ posterior 4B ABS	Tronco-treino intermediário postural	Aeróbico glúteo 2C ABS
9ª SEMANA	Aeróbico quadríceps/ glúteo 1A ABS	Tronco-treino avançado postural	Aeróbico glúteo/ posterior 1B ABS	Tronco-treino avançado postural	Aeróbico glúteo 1C ABS
10ª SEMANA	Aeróbico quadríceps/ glúteo 2A ABS	Tronco-treino avançado postural	Aeróbico glúteo/ posterior 2B ABS	Tronco-treino avançado postural	Aeróbico glúteo 2C ABS
11ª SEMANA	Aeróbico quadríceps/ glúteo 3A ABS	Tronco-treino avançado postural	Aeróbico glúteo/ posterior 3B ABS	Tronco-treino avançado postural	Aeróbico glúteo 3C ABS
12ª SEMANA	Aeróbico quadríceps/ glúteo 4A ABS	Tronco-treino avançado postural	Aeróbico glúteo/ posterior 4B ABS	Tronco-treino avançado postural	Aeróbico glúteo 2C ABS
13ª SEMANA	Aeróbico quadríceps/ glúteo 1A ABS	Tronco-treino avançado 2 postural	Aeróbico glúteo/ posterior 1B ABS	Tronco-treino avançado 2 postural	Aeróbico glúteo 1C ABS
14ª SEMANA	Aeróbico quadríceps/ glúteo 2A ABS	Tronco-treino avançado 2 postural	Aeróbico glúteo/ posterior 2B ABS	Tronco-treino avançado 2 postural	Aeróbico glúteo 2C ABS
15ª SEMANA	Aeróbico quadríceps/ glúteo 3A ABS	Tronco-treino avançado 2 postural	Aeróbico glúteo/ posterior 3B ABS	Tronco-treino avançado 2 postural	Aeróbico glúteo 3C ABS
16ª SEMANA	Aeróbico quadríceps/ glúteo 4A ABS	Tronco-treino avançado 2 postural	Aeróbico glúteo/ posterior 4B ABS	Tronco-treino avançado 2 postural	Aeróbico glúteo 4C ABS

Tabela 6. TREINOS

Bases físicas

Nutrição

Que ideia você faz do que seja uma dieta? Passar fome, contar calorias, restringir alimentos, comer como uma *top model* magrela – viver de alface, enfim? Nada disso. Na verdade, esses podem ser os motivos que levam as pessoas a recuperar o peso que perderam. Nada fracassa mais do que dietas milagrosas. Restringir nutrientes não apenas não emagrece, como compromete a saúde. Quanto maior a restrição, mais lento fica o seu metabolismo.

E, claro, não existe milagre. Qualquer pessoa que pretenda mudar seu corpo – e este é sem dúvida o seu caso – precisa encarar uma alteração no cardápio. Comer direito não significa deixar de se alimentar, muito pelo contrário. A orientação nutricional muitas vezes surpreende as aspirantes à atleta, que passam a comer mais do que comiam antes... sem engordar! O segredo está na qualidade e na forma de se alimentar. Por isso, primeiramente é preciso ter a exata noção do tamanho do estrago que todos os brigadeiros fizeram com a sua silhueta.

Para isso, sugerimos que você verifique e anote suas medidas corporais e tire uma foto, preferencialmente de biquíni ou de roupa íntima. Dessa forma, você terá base de comparação quando estiver reduzindo suas medidas, bem como a visão real de suas dimensões corporais. Para registrar suas medidas, utilize uma balança confiável e uma fita métrica. Não troque os equipamentos até o fim do programa. Um parâmetro simples de avaliação de seu estado atual é o valor do IMC (veja Tabela 1, na página 12). Se possível, monitore suas medidas com um profissional capacitado para realizar uma avaliação física. Desse modo, você terá dados mais confiáveis para avaliar sua transformação. Está pronta? Crie coragem e encare suas medidas. Ah... e não se esqueça da foto!

Neste programa, nosso objetivo é alterar o metabolismo basal da aluna e transformar o tempo ocioso em período de queima rápida de calorias.

O que é metabolismo?

É a quantidade de calorias que o corpo queima para se manter vivo, ou seja, para manter o coração batendo, os pulmões inspirando e expirando, o sangue circulando e o cérebro funcionando. O corpo está sempre queimando calorias. A mulher "média" queima cerca de 10 calorias por 500 gramas de peso corporal diariamente, e o homem médio, 11. A simples digestão dos alimentos é responsável pela queima de 10% a 30% das calorias ingeridas todos os dias. A movimentação muscular é responsável pela eliminação de outros 10% a 15% de calorias.

NOME:
IDADE:
ALTURA (m):

Ficha 1. DADOS PESSOAIS

	INICIAL	FIM DA FASE 1	FIM DA FASE 2	FIM DA FASE 3
Peso corporal (kg)				
Meta pessoal (kg)				
IMC (kg/m²)				

Ficha 2. ANTROPOMETRIA

	INICIAL	FIM DA FASE 1	FIM DA FASE 2	FIM DA FASE 3
Braço				
Peitoral				
Cintura				
Abdômen				
Quadril				
Coxas				
Panturrilhas				

Ficha 3. CIRCUNFERÊNCIAS RELAXADAS (cm)

	INICIAL	FIM DA FASE 1	FIM DA FASE 2	FIM DA FASE 3
Bíceps				
Tríceps				
Peitoral				
Coxas				
Panturrilhas				

Ficha 4. CIRCUNFERÊNCIAS CONTRAÍDAS (cm)

Avaliação das necessidades energéticas

As necessidades energéticas de um indivíduo são expressas na forma de gasto metabólico total (GMT), que nada mais é do que a quantidade mínima de energia (calorias) necessária para manter as funções vitais e as atividades no decorrer de um dia. Esse gasto pode variar de acordo com diversos fatores: idade, sexo, peso, estatura, nível de atividade física, estado hormonal e condições fisiológicas.

Ao iniciar o programa de treinamento físico, multiplique seu peso corporal por 30 para estimar seu GMT:

GMT = 30 x peso corporal atual (kg)

Avaliação das necessidades nutricionais

Nosso gasto calórico diário equivale ao nosso gasto energético total.

Gasto calórico diário = Gasto energético total (GET)

O GET é a quantidade mínima de energia necessária para manter nossas funções vitais e nossas atividades diárias. Assim, as necessidades nutricionais do indivíduo podem ser calculadas a partir de uma fórmula:

GET: 387 - [7,31 x idade] + fator atividade* x [10,9 x peso (kg)] + [660,7 x altura (m)]

Referência: Dietary Reference Intakes, 2002
** Nível de atividade = Fator de atividade*
Sedentário: 1; Pouco ativo: 1,12; Ativo: 1,27; Muito ativo: 1,54

Alimentação adequada

Você já perdeu a conta de quantas vezes iniciou uma dieta? Ou está na turma das sanfonas, que emagrecem, mas recuperam tudo de novo? Não me diga que você come escondida, de madrugada, na cozinha? Chegou a hora de parar, refletir e se perguntar o que você realmente deseja: continuar nessa vida ou mudar sua forma física, melhorar sua disposição e seu humor, enfim, viver com mais qualidade?

O que é metabolismo basal?

O metabolismo basal refere-se às calorias queimadas quando você está em repouso. Algo entre 60% e 80% da queima diária de calorias ocorre quando você está parada, uma vez que o corpo está em permanente trabalho, com pulmões, corações e células a todo vapor.

Vai, vamos, seja honesta. O que você deseja mais? Emagrecer ou continuar brigando com o espelho, com a balança e com as roupas do armário? Viu? Sabia que a sua escolha seria essa! Encare um processo de transformação radical de sua silhueta e, de bônus, ganhe mais qualidade de vida. Está pronta? Então esqueça o que achava que sabia ou o que você ouviu falar sobre alimentação. Siga à risca o plano alimentar e as séries de treinamento corporal. Nem mais, nem menos. Acredite: é mais simples do que parece.

Sistema de cotas

Nossa alimentação é basicamente constituída de carboidratos (cereais), proteínas, gorduras, vitaminas e minerais. Dessa forma, o sistema de cotas ajudará você a manter uma alimentação saudável, sem deixar de comer os alimentos de que mais gosta. Basta respeitar as quantidades ideais de cada alimento!

Por isso, os alimentos foram divididos de acordo com suas características:

TIPO DE ALIMENTO	COTA CALÓRICA
Cereais	150 cal
Alimentos proteicos	200 cal
Alimentos lácteos	120 cal
Alimentos leguminosos	80 cal
Frutas	100 cal
Doces	100 cal
Azeite, óleos e oleaginosos	100 cal

Tabela 7. SISTEMA DE COTAS

A Tabela 7 divide os alimentos em cotas. Uma cota não necessariamente corresponde a uma unidade, de forma que é preciso decorar a lista e adaptá-la ao que você come.

Legumes e verduras não são divididos em cotas, pois seu consumo é considerado indispensável, logo, não há restrição de quantidade. Mas cuidado: alguns legumes são classificados como cereais.

Estratégias alimentares

PRIMEIRA FASE – seis semanas

Essa fase consiste basicamente num balanço calórico negativo, ou seja, deve-se ingerir 35% de calorias a menos do que as consumidas no GMT. Exemplo:

NOME: Fernanda Ramos Amaral
IDADE: 46
ALTURA (m): 1,54 m
PESO CORPORAL (kg): 67,9 kg

Ficha 5. ESTRATÉGIAS ALIMENTARES – FASE I | EXEMPLO

Por exemplo, o cálculo do GMT na fase I foi:

GMT [30 x 67,9] = 2.037 calorias/dia
2.037 - 35% = 1.350 calorias/dia

NOME:
IDADE:
ALTURA (m):
PESO CORPORAL (kg):

Ficha 6. ESTRATÉGIAS ALIMENTARES – FASE I

Portanto, o cálculo do GMT na fase I corresponde a:

GMT [30 x peso corporal atual] =
GMT - 35% =

Depois de reduzir 35% de seu GMT, preencha a Ficha 7 com seus horários habituais. O intervalo entre as refeições deve variar de duas a quatro horas. Não se esqueça de incluir alguma cota de cereais ou frutas na refeição que antecede o início das sessões de exercícios.

Seu novo cardápio pode ser planejado da maneira que você desejar. Lembre-se: o valor de suas cotas deve ser o mesmo ou próximo do valor referente a 65% de seu GMT (GMTtotal - 35% GMT). Exemplo:

HORÁRIO	REFEIÇÃO	COTAS ALIMENTARES	ALIMENTOS
8h00	Café da manhã	½ cota de cereais ½ cota de alimentos lácteos ½ cota de alimentos proteicos 1 cota de frutas	1 fatia de pão integral 1 fatia de queijo frescal *light* 5 fatias de peito peru 1 mamão papaia
10h30	Lanche da manhã	½ cota de cereais	2 torradas integrais
12h30	Almoço	1 cota de cereais 1 cota de alimentos leguminosos 1 cota de alimentos proteicos ½ cota de azeite Legumes e verduras	1 colher de arroz 1 concha pequena de feijão 1 filé médio de frango 1 colher (chá) de azeite Legumes e verduras à vontade
15h30	Lanche da tarde	1 cota de frutas	1 unidade de banana
17h30	Lanche pré-treino	½ cota de cereais ½ cota de alimentos lácteos	2 fatias de pão integral *light* 1½ colhere de queijo *cottage light*
18h30	Academia		
20h30	Jantar	½ cota de alimentos proteicos Legumes e verduras	1½ lata de atum natural Legumes e verduras à vontade
22h30	Ceia	½ cota de alimentos lácteos	120 ml de iogurte com 0% de gordura

Tabela 8. HORÁRIOS HABITUAIS E COTAS ALIMENTARES – FASE I | EXEMPLO

ALIMENTOS	COTAS	VALOR CALÓRICO
Cereais	2½	375 cal
Proteicos	2	400 cal
Lácteos	1½	180 cal
Leguminosos	1	80 cal
Frutas	2	200 cal
Azeite	½	50 cal
Doces	0	0 cal
Legumes e verduras		50 cal
TOTAL CALÓRICO/DIA		1.335 cal/dia

Tabela 9. QUANTIDADES E CALORIAS – FASE I | EXEMPLO

Preencha agora SUAS fichas:

HORÁRIO	REFEIÇÃO	COTAS ALIMENTARES	ALIMENTOS
	Café da manhã		
	Lanche da manhã		
	Almoço		
	Lanche da tarde		
	Lanche pré-treino		
	Academia		
	Jantar		
	Ceia		

Ficha 7. HORÁRIOS HABITUAIS E COTAS ALIMENTARES – FASE I

ALIMENTOS	COTAS	VALOR CALÓRICO
Cereais		
Proteicos		
Lácteos		
Leguminosos		
Frutas		
Azeite		
Doces		
Legumes e verduras		
TOTAL CALÓRICO/DIA		

Ficha 8. QUANTIDADES E CALORIAS – FASE I

O objetivo da fase I é estabelecer um programa alimentar com balanço calórico negativo, com o intuito de reduzir seu peso corporal e induzir mudanças comportamentais em seus hábitos alimentares. Já é possível, neste momento, comparar os valores alcançados com os do início do programa. Exemplo da nossa voluntária:

	INICIAL	FIM DA FASE 1
Peso corporal (kg)	67,9	65,8
Índice de massa corporal (IMC)	28,6	27,7
Porcentagem de gordura corporal (%)	27,7	23,5
Peso da massa gorda (kg)	18,8	15,5
Peso da massa magra (kg)	49,1	50,3

Tabela 10. COMPARAÇÃO I – COMPOSIÇÃO CORPORAL – FASE I | EXEMPLO

	INICIAL	FIM DA FASE 1
Braço	32	32
Peitoral	88	88
Cintura	81	75
Abdômen	78,5	78,5
Quadril	101	96,5
Coxas	58	56
Panturrilhas	40	40

Tabela 11. COMPARAÇÃO II – CIRCUNFERÊNCIAS RELAXADAS – FASE I | EXEMPLO

	INICIAL	FIM DA FASE 1
Bíceps	33	32,5
Tríceps	34	32
Peitoral	90	87
Coxa	58,3	56,5
Panturrilha	40,5	40

Tabela 12. COMPARAÇÃO III – CIRCUNFERÊNCIAS CONTRAÍDAS – FASE I | EXEMPLO

DICAS

« Utilize a quantidade de cotas do exemplo da página 44 para manter uma alimentação saudável.

« Caso seus horários não sejam os mesmos do exemplo, é possível inverter a ordem de algumas cotas durante o dia.

« Respeite intervalos de pelo menos duas horas entre as refeições.

« Faça pelo menos cinco refeições por dia.

« Evite consumir cotas de cereais após as 19h.

« Sempre consuma cereais ou frutas antes das sessões de treinamento. Nunca faça exercícios em jejum.

PESO: - 2,1 kg
IMC: ainda indica sobrepeso
GORDURA TOTAL: - 4,2%
PESO DA MASSA GORDA: - 3,3 kg
BRAÇOS: não houve variação
PEITORAL: não houve variação
CINTURA: - 3,5 cm
ABDÔMEN: - 2,5 cm
QUADRIL: - 4,5 cm
COXAS: - 2 cm
PANTURRILHAS: não houve variação

Tabela 13. VARIAÇÃO NAS MEDIDAS CORPORAIS – FASE 1 | EXEMPLO

Os dados coletados indicam redução de 2,1 quilos no peso corporal, com redução de 3,3 quilos de massa gorda. As circunferências contraídas possivelmente diminuíram em virtude da redução da gordura intramuscular. Além disso, uma dieta hipocalórica também pode acarretar redução da massa muscular.

Houve redução no IMC, porém a voluntária ainda apresentava sobrepeso.

SUAS fichas:

	INICIAL	FIM DA FASE 1
Peso corporal (kg)		
Índice de massa corporal (IMC)		
Porcentagem de gordura corporal		
Peso da massa gorda (kg)		
Peso da massa magra (kg)		

Ficha 9. COMPARAÇÃO I – COMPOSIÇÃO CORPORAL – FASE 1

	INICIAL	FIM DA FASE 1
Braços		
Peitoral		
Cintura		
Abdômen		
Quadril		
Coxas		
Panturrilhas		

Ficha 10. COMPARAÇÃO II – CIRCUNFERÊNCIAS RELAXADAS – FASE 1

	INICIAL	FIM DA FASE 1
Bíceps		
Tríceps		
Peitoral		
Coxas		
Panturrilhas		

Ficha 11. COMPARAÇÃO III – CIRCUNFERÊNCIAS CONTRAÍDAS – FASE 1

PESO:
IMC:
GORDURA TOTAL:
PESO DA MASSA GORDA:
BRAÇOS:
PEITORAL:
CINTURA:
ABDÔMEN:
QUADRIL:
COXAS:
PANTURRILHAS:

Ficha 12. VARIAÇÃO NAS MEDIDAS CORPORAIS – FASE 1

SEGUNDA FASE – sete semanas

Se você chegou até aqui, parabéns! Você passou pela fase que, acredito eu, é a mais difícil, devido à restrição calórica e às sessões exaustivas de exercícios. Certamente essa foi uma grande mudança para quem seguia uma dieta muito calórica e era sedentária.

A partir de agora, você conhecerá músculos que nem sabia que existiam em seu corpo. Só de pensar em voltar a ter aqueles quilinhos a mais você já se apavora? Isso é bom e será determinante para você começar a nova fase com força total.

Se você conseguiu reduzir um pouco seu peso corporal, mas acredita que pode e gostaria de reduzir mais, continue com a fase 1 durante mais um mês. Retorne ao início da fase 1 e refaça todos os seus cálculos. Dessa vez, reduza seu GMT em apenas 25% (não mais em 35%) e planeje outro cardápio.

Na fase 2, o objetivo é delinear os músculos. Por isso, é preciso considerar não somente o valor calórico total de seu cardápio, mas também a qualidade dos alimentos. É a partir de agora que você realmente aprenderá a se alimentar de forma equilibrada.

Calcule seu GMT como na fase 1. A fórmula, no entanto, é diferente: multiplique seu peso por 30 e deduza 10% desse total. Exemplo:

GMT [30 x 65,8] = 1.974 calorias

1.974 - 10% = 1.800 calorias/dia

Novamente, preencha as Fichas 13 e 14. Agora, além da refeição de cereais ou frutas que antecede as sessões de exercícios, você deve realizar um lanche extra, rico em carboidratos ou proteínas, que deve ser consumido imediatamente após o treino. Eventualmente, pode-se optar por uma complementação alimentar com 20 gramas de proteína.

HORÁRIO	REFEIÇÃO	COTAS ALIMENTARES	ALIMENTOS
8h00	Café da manhã	1 cota de cereais ½ cota de alimentos proteicos ½ cota de alimentos lácteos 1 cota de frutas	2 fatias de pão integral 1 ovo mexido 1 fatia de queijo frescal *light* 1 banana
10h30	Lanche da manhã	1 cota de cereais	4 torradas integrais
12h30	Almoço	1 cota de cereais 1 cota de alimentos leguminosos 1 cota de alimentos proteicos ½ cota de azeite Legumes e verduras	1 colher de servir arroz 1 concha pequena de feijão 1 filé médio de frango 1 colher (chá) de azeite Legumes e verduras à vontade
15h30	Lanche da tarde	1 cota de frutas	1 maçã
17h30	Lanche pré-treino	1 cota de cereais ½ cota de alimentos lácteos ½ cota de alimentos proteicos	2 fatias de pão integral 1 colher (sopa) de queijo *cottage* 5 fatias de peito de peru
18h30	Academia		
20h00	Lanche pós-treino	1 cota de frutas	400 ml de água de coco natural ou suco de 4 laranjas ou 6 colheres (sopa) de salada de frutas
20h30	Jantar	1 cota de alimentos proteicos Legumes e verduras	1 filé grande de peixe Legumes e verduras à vontade
22h30	Ceia	½ cota de alimentos lácteos	1 frasco de leite fermentado ou 200 ml de iogurte com 0% de gordura

Tabela 14. HORÁRIOS HABITUAIS E COTAS ALIMENTARES – FASE 2 | EXEMPLO

ALIMENTOS	COTAS	VALOR CALÓRICO
Cereais	4	600 cal
Proteicos	3	600 cal
Lácteos	1 ½	180 cal
Leguminosos	1	80 cal
Frutas	3	300 cal
Azeite	½	50 cal
Doces	0	0 cal
Legumes e verduras		50 cal
TOTAL CALÓRICO/DIA		1.860 cal/dia

Tabela 15. QUANTIDADES E ALIMENTOS – FASE 2 | EXEMPLO

Novamente, preencha SUAS fichas:

HORÁRIO	REFEIÇÃO	COTAS ALIMENTARES	ALIMENTOS
	Café da manhã		
	Lanche da manhã		
	Almoço		
	Lanche da tarde		
	Lanche pré-treino		
	Academia		
	Lanche pós-treino		
	Jantar		
	Ceia		

Ficha 13. HORÁRIOS HABITUAIS E COTAS ALIMENTARES – FASE 2

ALIMENTOS	COTAS	VALOR CALÓRICO
Cereais		
Proteicos		
Lácteos		
Leguminosos		
Frutas		
Azeite		
Doces		
Legumes e verduras		
TOTAL CALÓRICO/DIA		

Ficha 14. QUANTIDADES E ALIMENTOS – FASE 2

Como o objetivo dessa fase 2 era definir seus músculos e delinear sua silhueta, é possível que seu peso na balança não tenha se alterado ou tenha havido uma leve redução. Fique calma, isso é perfeitamente esperado. O que provavelmente ocorreu foi uma inversão em sua composição corporal, ou seja, você reduziu massa gorda e aumentou massa muscular. Não é mito: músculo realmente pesa mais do que gordura.

	INÍCIO DA FASE 2	FIM DA FASE 2
Peso (kg)	65,8	61,4
Índice de massa corporal (IMC)	27,7	25,9
Porcentagem de gordura corporal (%)	23,5	18,1
Peso da massa gorda (kg)	15,5	11,1
Peso da massa magra (kg)	50,3	50,3

Tabela 16. COMPARAÇÃO I – COMPOSIÇÃO CORPORAL – FASE 2 | EXEMPLO

	INÍCIO DA FASE 2	FIM DA FASE 2
Braços	32	30,5
Peitoral	88	85
Cintura	75	71
Abdômen	78,5	76
Quadril	96,5	93,5
Coxas	56	55
Panturrilhas	40	38

Tabela 17. COMPARAÇÃO II – CIRCUNFERÊNCIAS RELAXADAS – FASE 2 | EXEMPLO

	INÍCIO DA FASE 2	FIM DA FASE 2
Bíceps	32,5	30,5
Tríceps	32	30,5
Peitoral	87	89,5
Coxas	56,5	56
Panturrilhas	40	38,8

Tabela 18. COMPARAÇÃO III – CIRCUNFERÊNCIAS CONTRAÍDAS – FASE 2 | EXEMPLO

PESO: - 4,4 kg
IMC: ainda indica sobrepeso
GORDURA TOTAL: - 5,4%
PESO DA MASSA GORDA: - 4,4 kg
BRAÇOS: - 1,5 cm
PEITORAL: - 3 cm
CINTURA: - 3 cm

ABDÔMEN: - 2,5 cm
QUADRIL: - 3 cm
COXAS: - 1 cm
PANTURRILHAS: - 2 cm

Tabela 19. VARIAÇÃO NAS MEDIDAS CORPORAIS – FASE 2 | EXEMPLO

Nessa fase, houve redução de 4,4 quilos do peso corporal com redução de 3,8 quilos de gordura. A massa magra foi mantida, como se pode observar pelo aumento das medidas das circunferências contraídas. A voluntária apresentou peso adequado.

SUAS fichas:

	INÍCIO DA FASE 2	FIM DA FASE 2
Peso (kg)		
Índice de massa corporal (IMC)		
Porcentagem de gordura corporal		
Peso da massa gorda (kg)		
Peso da massa magra (kg)		

Ficha 15. COMPARAÇÃO I – COMPOSIÇÃO CORPORAL – FASE 2

	INÍCIO DA FASE 2	FIM DA FASE 2
Braços		
Peitoral		
Cintura		
Abdômen		
Quadril		
Coxas		
Panturrilhas		

Ficha 16. COMPARAÇÃO II – CIRCUNFERÊNCIAS RELAXADAS – FASE 2

	INÍCIO DA FASE 2	FIM DA FASE 2
Bíceps		
Tríceps		
Peitoral		
Coxas		
Panturrilhas		

Ficha 17. COMPARAÇÃO III – CIRCUNFERÊNCIAS CONTRAÍDAS – FASE 2

PESO:
IMC:
GORDURA TOTAL:
PESO DA MASSA GORDA:
BRAÇOS:
PEITORAL:
CINTURA:
ABDÔMEN:
QUADRIL:
COXAS:
PANTURRILHAS:

Ficha 18. VARIAÇÃO NAS MEDIDAS CORPORAIS – FASE 2

TERCEIRA FASE – três semanas

Você já perdeu peso e aumentou sua massa muscular. Agora, deve reduzir a gordura e buscar manter a musculatura adquirida.

Para isso, você ingressará novamente em uma dieta restrita e, portanto, deverá recalcular seu GMT. A redução, nesta fase, deverá ser de 30%.

GMT [30 x 61,4] = 1.842

1.842 - 30% = 1.300 calorias/dia

Tal como nas fases anteriores, preencha as Fichas 19 e 20 e mantenha as orientações anteriores.

HORÁRIO	REFEIÇÃO	COTAS ALIMENTARES	ALIMENTOS
8h00	Café da manhã	1 cota de alimentos proteicos 1 cota de frutas	5 fatias de peito de peru 1 ovo 1 banana
10h00	Lanche da manhã	½ cota de alimentos lácteos	1 fatia de queijo *light*
12h30	Almoço	1 cota de cereais 1 cota de alimentos leguminosos 1 cota de alimentos proteicos ½ cota de azeite Legumes e verduras	1 colher de servir arroz ½ concha pequena de feijão 1 filé médio de frango 1 colher (chá) de azeite Legumes e verduras à vontade
15h30	Lanche da tarde	1 cota de frutas	150 ml de suco de uva orgânico
17h30	Lanche pré-treino	½ cota de cereais ½ cota de alimentos proteicos	1 fatia de pão integral 5 fatias de peito de peru
18h30	Academia		
20h00	Lanche pós-treino	1 cota de frutas	400 ml de água de coco natural ou 200 ml de suco de açaí ou 200 ml de suco de abacaxi
20h30	Jantar	1 cota de alimentos proteicos ½ cota de azeite Legumes e verduras	1 filé grande de peixe 1 colher (chá) de azeite Legumes e verduras à vontade
23h00	Ceia	Gelatina	1 taça de gelatina

Tabela 20. HORÁRIOS HABITUAIS E COTAS ALIMENTARES – FASE 3 | EXEMPLO

ALIMENTOS	COTAS	VALOR CALÓRICO
Cereais	1½	225 cal
Proteicos	3	600 cal
Lácteos	½	60 cal
Leguminosos	1	80 cal
Frutas	2	200 cal
Azeite	1	100 cal
Doces	0	0 cal
Legumes e verduras		50 cal
TOTAL CALÓRICO/DIA		1.315 cal/dia

Tabela 21. QUANTIDADES E ALIMENTOS – FASE 3 | EXEMPLO

SUAS fichas:

HORÁRIO	REFEIÇÃO	COTAS ALIMENTARES	ALIMENTOS
	Café da manhã		
	Lanche da manhã		
	Almoço		
	Lanche da tarde		
	Lanche pré-treino		
	Academia		
	Lanche pós-treino		
	Jantar		
	Ceia		

Ficha 19. HORÁRIOS HABITUAIS E COTAS ALIMENTARES – FASE 3

ALIMENTOS	COTAS	VALOR CALÓRICO
Cereais		
Proteicos		
Lácteos		
Leguminosos		
Frutas		
Azeite		
Doces		
Legumes e verduras		
TOTAL CALÓRICO/DIA		

Ficha 20. QUANTIDADES E ALIMENTOS – FASE 3

Mais uma vez, é possível comparar os valores obtidos nesta fase com os das demais.

	INÍCIO DA FASE 3	FIM DA FASE 3
Peso (kg)	61,4	58,7
Índice de massa corporal (IMC)	25,9	24,8
Porcentagem de gordura corporal (%)	18,1	15,2
Peso da massa gorda (kg)	11,1	8,9
Peso da massa magra (kg)	50,3	49,8

Tabela 22. COMPARAÇÃO I – COMPOSIÇÃO CORPORAL – FASE 3 | EXEMPLO

	INÍCIO DA FASE 3	FIM DA FASE 3
Braços	30,5	29
Peitoral	85	84
Cintura	71	70
Abdômen	76	75
Quadril	93,5	92
Coxas	55	53
Panturrilhas	38	38

Tabela 23. COMPARAÇÃO II – CIRCUNFERÊNCIAS RELAXADAS – FASE 3 | EXEMPLO

	INÍCIO DA FASE 3	FIM DA FASE 3
Bíceps	30,5	30,5
Tríceps	30,3	31
Peitoral	89,5	88
Coxas	56,5	53,2
Panturrilhas	38,8	39

Tabela 24. COMPARAÇÃO III – CIRCUNFERÊNCIAS CONTRAÍDAS – FASE 3 | EXEMPLO

PESO: - 2,7 kg
IMC: adequado
GORDURA TOTAL : - 2,9%
PESO DA MASSA GORDA: - 2,2 kg
BRAÇOS: - 1,5 cm
PEITORAL: - 1 cm
CINTURA: - 1 cm
ABDÔMEN: - 1 cm
QUADRIL: - 1,5 cm
COXAS: - 2 cm
PANTURRILHAS: não houve alteração

Tabela 25. VARIAÇÃO NAS MEDIDAS CORPORAIS – FASE 3 | EXEMPLO

Nessa fase, observou-se redução de 2,7 quilos do peso corporal, dos quais 3,2 quilos eram gordura. Houve também redução de 500 gramas de massa magra, sendo tais dados ilustrados pela redução das medidas das circunferências relaxadas e contraídas. A voluntária alcançou, nesse momento, o peso ideal para sua estatura.

Preencha agora SUAS fichas.

	INÍCIO DA FASE 3	FIM DA FASE 3
Peso (kg)		
Índice de massa corporal (IMC)		
Porcentagem de gordura corporal (%)		
Peso da massa gorda (kg)		
Peso da massa magra (kg)		

Ficha 21. COMPARAÇÃO I – COMPOSIÇÃO CORPORAL – FASE 3

	INÍCIO DA FASE 3	FIM DA FASE 3
Braços		
Peitoral		
Cintura		
Abdômen		
Quadril		
Coxas		
Panturrilhas		

Ficha 22. COMPARAÇÃO II – CIRCUNFERÊNCIAS RELAXADAS – FASE 3

	INÍCIO DA FASE 3	FIM DA FASE 3
Bíceps		
Tríceps		
Peitoral		
Coxas		
Panturrilhas		

Ficha 23. COMPARAÇÃO III – CIRCUNFERÊNCIAS CONTRAÍDAS – FASE 3

PESO:
IMC:
GORDURA TOTAL:
PESO DA MASSA GORDA:
BRAÇOS:
PEITORAL:
CINTURA:
ABDÔMEN:
QUADRIL:
COXAS:
PANTURRILHAS:

Ficha 24. VARIAÇÃO NAS MEDIDAS CORPORAIS – FASE 3

PESO: - 9,2 kg
GORDURA TOTAL: - 12,5%
PESO DA MASSA GORDA: - 9,9 kg
PESO DA MASSA MAGRA: + 700 g
BRAÇOS: - 3 cm
PEITORAL: - 4 cm
CINTURA: - 8,5 cm
ABDÔMEN: - 6 cm
QUADRIL: - 9 cm
COXAS: - 5 cm
PANTURRILHAS: - 2 cm

Tabela 26. DADOS COMPARATIVOS INÍCIO-FIM | EXEMPLO

SUA ficha final.

PESO:
GORDURA TOTAL:
PESO DA MASSA GORDA:
PESO DA MASSA MAGRA:
BRAÇOS:
PEITORAL:
CINTURA:
ABDÔMEN:
QUADRIL:
COXAS:
PANTURRILHAS:

Ficha 25. DADOS COMPARATIVOS INÍCIO-FINAL

Saúde (medicina e odontologia)

Saúde corporal

Deixe para trás uma vida sedentária e ganhe um corpo com contornos definidos, tenha mais disposição, qualidade de vida e, lógico, fique mais bonita. Antes de chegar lá e de começar a fazer os exercícios propostos neste *Treino para mulheres*, passe por uma avaliação médica. Não é balela nem conversinha. Somente um médico poderá avaliar com exatidão sua condição física a partir da análise de uma série de exames.

"Os primeiros passos servem para determinar como está a saúde da paciente e qual é seu perfil metabólico. Para isso, são pedidos exames de sangue completos, um teste ergométrico para avaliar a saúde cardiovascular, um ecocardiograma e um ultrassom de abdômen", explica o dr. Thiago Volpi, nutrólogo que faz parte da equipe responsável pela transformação corporal de Fernanda. No caso das mulheres, os exames que indicam alterações hormonais são fundamentais para nortear o tratamento e os treinos.

"Em conjunto com o tratamento das patologias, procuramos mudar o perfil metabólico da paciente, que deixará de ter um 'metabolismo de obeso' para ter um 'metabolismo de magro'. Para isso, em conjunto com alimentação adequada e treinamento, podem ser utilizadas medicações fitoterápicas, minerais e vitaminas, mas sempre com acompanhamento médico. Ao longo do tratamento, avalia-se periodicamente a paciente a partir de exames de sangue, e, dependendo de sua evolução, o tratamento é modificado", esclarece o médico.

Fernanda garante que funciona. "O dr. Thiago conseguiu algo que outros médicos não conseguiram, que foi modificar meu metabolismo. Fiz reposição hormonal, ajustei o andamento do intestino, desintoxiquei a pele facial, entre outros benefícios."

Dr. Thiago lembra que Fernanda chegou com um histórico complicado. Sua irmã gêmea era obesa e havia feito cirurgia bariátrica em 2006, aos 43 anos. Sua mãe e alguns tios-avós também eram obesos. "Esse histórico familiar nos revela uma paciente com forte componente genético e predisposição para a obesidade", diz o médico.

Um longo histórico de uso de medicamentos inibidores de apetite (como anfepramona, femproporex e mazindol) sem uma reeducação alimentar concomitante e um programa de atividade física adequado dificulta, segundo o dr. Thiago, a utilização de tratamento medicamentoso quando necessário. "É importante salientar que o uso de medicamentos não é incorreto, mas deve ser feito com o devido acompanhamento de alterações no estilo de vida da pessoa."

O primeiro passo de Fernanda foi uma avaliação médica completa, que incluiu:

1. avaliação nutrológica para determinar as necessidades calóricas de macro e micronutrientes. Foi estabelecido o que deveria ser feito, com o auxílio da nutricionista da equipe;

2. avaliação clínica para identificar possíveis patologias;

3. avaliação do perfil hormonal para, além de descartar doenças, verificar se os níveis hormonais de Fernanda possibilitariam a melhor resposta possível ao tratamento;

4. avaliação cardiológica completa para assegurar que o coração de Fernanda estava saudável.

No início do tratamento, um dos componentes medicamentosos que servia para diminuir a compulsão alimentar provocou náusea em Fernanda. Foi feita uma adaptação no tratamento, permitindo que ela alcançasse bons resultados e não sofresse com efeitos colaterais. Depois, perto do fim do tratamento, foi observada certa estagnação do metabolismo de Fernanda. Uma nova avaliação hormonal identificou problemas no funcionamento da tireoide (glândula que regula a taxa de metabolismo basal) da paciente e aumento dos níveis de estrogênio em relação aos de progesterona (ambos são hormônios femininos, mas o aumento do primeiro em relação ao segundo pode causar retenção de líquido e dificuldade na perda de peso).

"Esses problemas não são incomuns durante a perda de peso, e um tratamento clínico pode resolvê-los, realinhando a paciente dentro de seus objetivos. É necessário citar que, no caso da Fernanda, ela demonstrou uma força de vontade e disciplina que são pouco notadas entre as pessoas que querem emagrecer. Como todo mundo, Fernanda enfrentou várias dificuldades ao longo do tratamento e muitas vezes viu sua motivação diminuir, mas não perdeu seu objetivo final de vista, conseguindo superar todas as adversidades. Portanto, de minha parte, ela merece um grande parabéns", celebra o dr. Thiago.

Como ler um exame laboratorial

GLÂNDULA TIREOIDE

TSH – substância produzida no cérebro, cuja função é estimular a tireoide a produzir seus hormônios. Quanto mais alta sua concentração, mais o corpo precisa de hormônios da tireoide, indicando mau funcionamento. No Brasil, o índice de TSH considerado normal alcança até 4,5. Já nos EUA, a Associação de Endocrinologistas Clínicos aceita como normal um valor até 3. Assim, se o seu TSH está acima de 3, é aconselhável que você pergunte ao seu médico se ele pode fazer alguma coisa a respeito.

T4 – um dos hormônios tireoidianos que se transforma em T3 dentro do nosso corpo por meio de uma enzima chamada deiodinase. O T3 é um hormônio presente no organismo que ajuda em diversas funções metabólicas, como na queima de gordura.

T3 – hormônio que realmente queima gordura. No entanto, ele também pode enfraquecer os ossos, provocar taquicardia e aumentar a ansiedade. "É por isso que a reposição de hormônios tireoidianos é feita com o T4 (por meio da sua forma farmacológica levotiroxina), para que o próprio corpo transforme esse hormônio no T3, que é ativo", diz o dr. Thiago Volpi. Só que algumas pessoas têm deficiência na produção da enzima deiodinase, o que impede o corpo de produzir o T3 a partir do T4. Portanto, elas não vão queimar gordura adequadamente se fizerem um tratamento de reposição de hormônios tireoidianos tradicional.

Atenção

Alguns médicos estão recomendando a reposição de hormônios tireoidianos com uma mistura de T3 e T4. Porém, estudos prolongados de diversas sociedades médicas concluíram que a reposição isolada do T4 é eficaz para a maioria das pessoas e evita os efeitos colaterais do T3. Portanto, cuidado com o profissional que prescreve o T3 indiscriminadamente para todos os pacientes, pois esse hormônio pode não contribuir para a queima de gordura (caso você, como a maioria das pessoas, tenha a deiodinase normal) e aumentar o desgaste ósseo. Se seu médico prescrever o T3 (pois algumas pessoas realmente precisam desse hormônio), certifique-se de que seu desgaste ósseo será acompanhado com exames de sangue específicos.

GLÂNDULA SUPRARRENAL

Cortisol – hormônio do estresse. Pesquisas indicam que esse hormônio tem papel fundamental na longevidade, no peso e no percentual de gordura das pessoas. Indivíduos estressados, cuja qualidade do sono não é boa, produzem muito cortisol, o que leva ao aumento de gordura abdominal e à diminuição de massa muscular. Os estudos mostram que a prioridade na vida dessas pessoas deve ser o equilíbrio de seu estilo de vida e que tratamentos envolvendo progesterona, DHEA, meditação e precursores de melatonina (como o L-triptofano) podem ajudar enquanto o estilo de vida não se altera adequadamente.

HORMÔNIOS SEXUAIS

Testosterona – presente em homens e mulheres, é o verdadeiro hormônio do vigor físico. Aumenta a massa muscular, diminui a gordura corporal e dá mais disposição. Mas também pode provocar o crescimento de pelos, causar infertilidade, engrossar a voz e aumentar o clitóris feminino ou o tamanho da próstata. A testosterona deve ser mantida em níveis adequados, pois os níveis desse hormônio diminuem drasticamente em muitas mulheres acima dos 40 anos. Existe também uma doença, o hiperandrogenismo, que provoca o aumento excessivo nos níveis desse hormônio.

Androstenediona e DHEA – hormônios androgênicos com funções similares à da testosterona, mas mais fracos. Na mulher, são produzidos na glândula suprarrenal. Há alguns anos, pesquisadores acreditavam que o DHEA seria o milagroso hormônio da juventude. Estudos feitos com idosos que utilizaram a reposição dessa substância revelaram o que todo mundo já sabia (mas tinha a esperança de estar enganado): que a "pílula da juventude" inclui uma alimentação saudável e rica em nutrientes, atividade física, estilo de vida saudável, bons relacionamentos e níveis hormonais (de *todos* os hormônios, e não somente de um deles) adequados, nem muito altos, nem muito baixos.

Estrógeno – hormônio feminino por excelência, protege contra alguns tipos de doenças cardíacas, mas aumenta o risco de câncer de mama. Sua falta é o principal responsável pelos sintomas da menopausa.

Progesterona – considerada secundária até algum tempo atrás, hoje já se dá mais importância a esse hormônio. Depois da menopausa, os níveis de progesterona caem 100%, enquanto os de estrogênio baixam somente 50%. Há médicos que defendem que, na mulher, o predomínio nos níveis de progesterona sobre os de estrogênio pode levar ao aumento de gordura corporal e à retenção de líquidos.

IGF-1 – substância secundária ao hormônio do crescimento (o GH). Deve ser dosada durante a verificação da produção de GH nos indivíduos. Quando o nível de IGF está baixo, há aumento de gordura corporal, perda de tonicidade na pele e queda de cabelos, entre outros sintomas insatisfatórios. O nível de IGF-1 varia conforme a idade, por isso não adianta querer ter aos 50 anos a mesma quantidade que tinha aos 20 anos, porque isso pode provocar efeitos colaterais.

Vitamina D – é obtida a partir da luz do sol, da qual se "foge" hoje em dia, daí a enorme quantidade de pessoas com deficiência dessa vitamina que tem funções hormonais. Esses indivíduos apresentam índice oito vezes mais alto de depressão do que aqueles que possuem essa vitamina em quantidades normais no organismo.

O que seu sangue revela

NÍVEL DE FERRO

Se a quantidade de ferro está baixa, o indivíduo pode desenvolver anemia, com consequente cansaço e impossibilidade de manter o nível dos exercícios. Esportistas podem apresentar falsa anemia, uma vez que o treinamento aumenta o volume total de sangue em virtude de incremento do líquido plasmático. Desse modo, o sangue se dilui, e a concentração de hemoglobina cai, chegando a níveis próximos da anemia. No entanto, nesse caso não há verdadeiramente anemia, pois a quantidade de glóbulos vermelhos não se alterou. De todo modo, o exame sempre deve ser interpretado pelo médico.

NÍVEL DE COLESTEROL

Exercícios físicos regulares aumentam o nível de colesterol bom (HDL), o qual possui uma enzima capaz de romper o colesterol ruim (LDL), evitando doenças cardíacas. Por isso, cheque sempre o seu nível de colesterol.

PORCENTAGEM DE GORDURA CORPORAL

Os valores ideais de gordura para atletas profissionais são bastante baixos (8% para homens e de 8% a 12% para mulheres, em média). Uma porcentagem de gordura acima do normal (acima de 20% para homens e de 25% para mulheres) afeta o rendimento no esporte.

Saúde bucal

Um cuidado que Fernanda teve durante seu processo de transformação foi com a saúde bucal. Sob os cuidados do consultor dr. Savério Luiz Perillo, especialista em Reabilitação Oral e Estética, a voluntária não descuidou do sorriso. A saúde, todo mundo sabe (ou deveria saber), começa pela boca. Para um esportista, os problemas bucais podem se transformar em fortes adversários, uma vez que reduzem a resistência orgânica, provocam problemas nas articulações e causam outras complicações que acarretam ausências nos treinos e baixa de rendimento.

Mas como isso ocorre? Segundo o profissional, problemas resultantes da alimentação e da má escovação podem afetar a mastigação e a respiração, funções que precisam estar plenas para garantir a resistência do esportista. A boca pode se transformar em um ambiente propício para a proliferação de bactérias, se não receber a devida atenção. Um foco de infecção na boca pode afetar todo o organismo, pois essa infecção pode se espalhar pelo sangue, agravando problemas cardíacos e lesões musculares.

A cárie comumente compromete a saúde bucal – de esportistas ou não. Ela é, em muitos casos, a principal responsável pela dor, pelo mau hálito, pela perda de dentes, pelos abscessos e pelos focos dentários. Há ainda outros problemas que devem ser avaliados e levados em consideração por quem pretende manter a saúde bucal em dia, como a gengivite, o tártaro e as doenças periodontais. Para evitar esses inimigos, o atleta, assim como todo mundo, deve visitar regularmente o dentista, além de cuidar especialmente da higienização bucal. Para ter dentes bonitos e saudáveis, é recomendada a escovação correta após as refeições e o uso diário do fio dental. A observância dessas dicas, associada a hábitos alimentares adequados, é a garantia de um sorriso saudável.

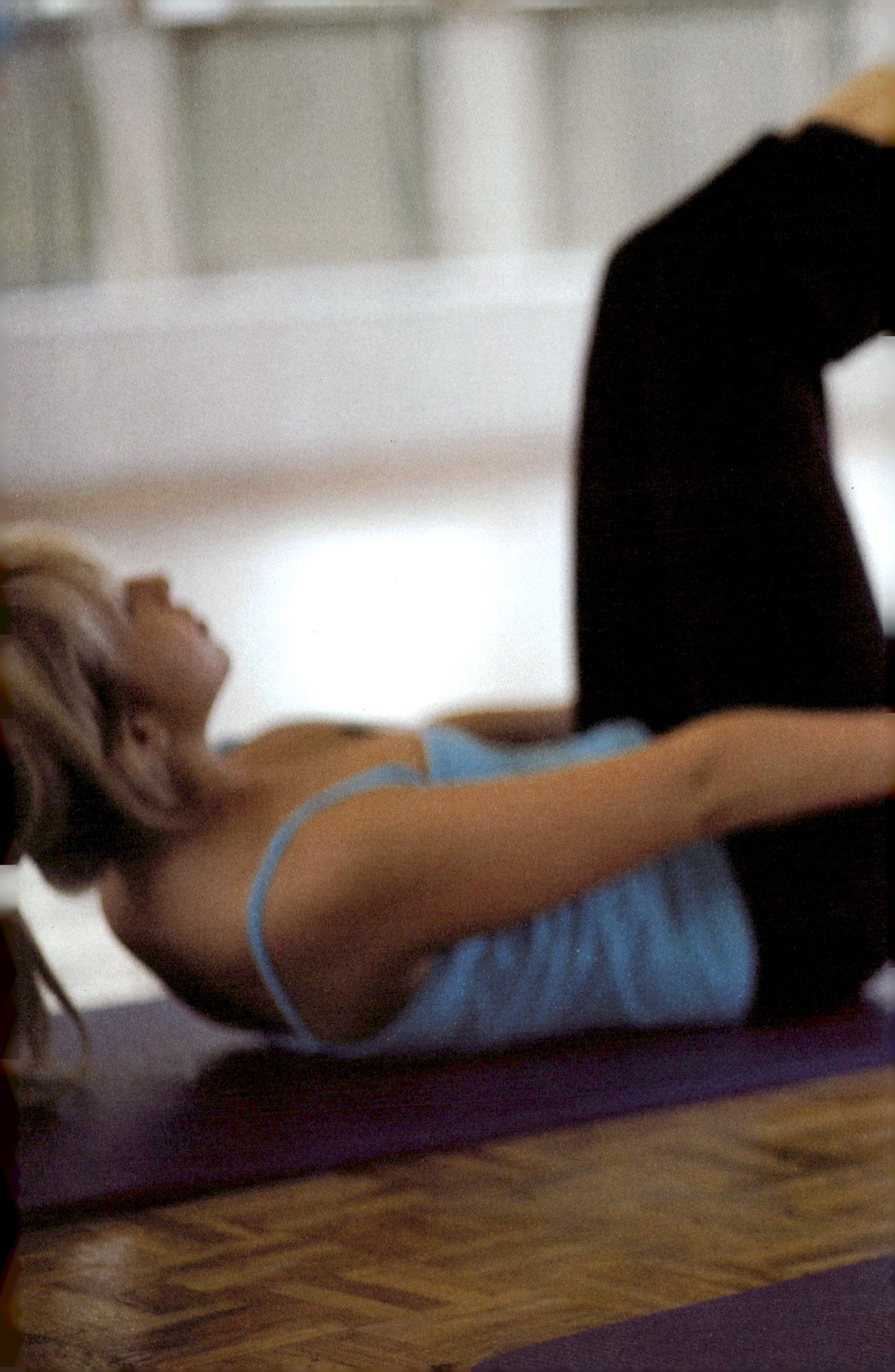

capítulo 3

Rotina de treinamento

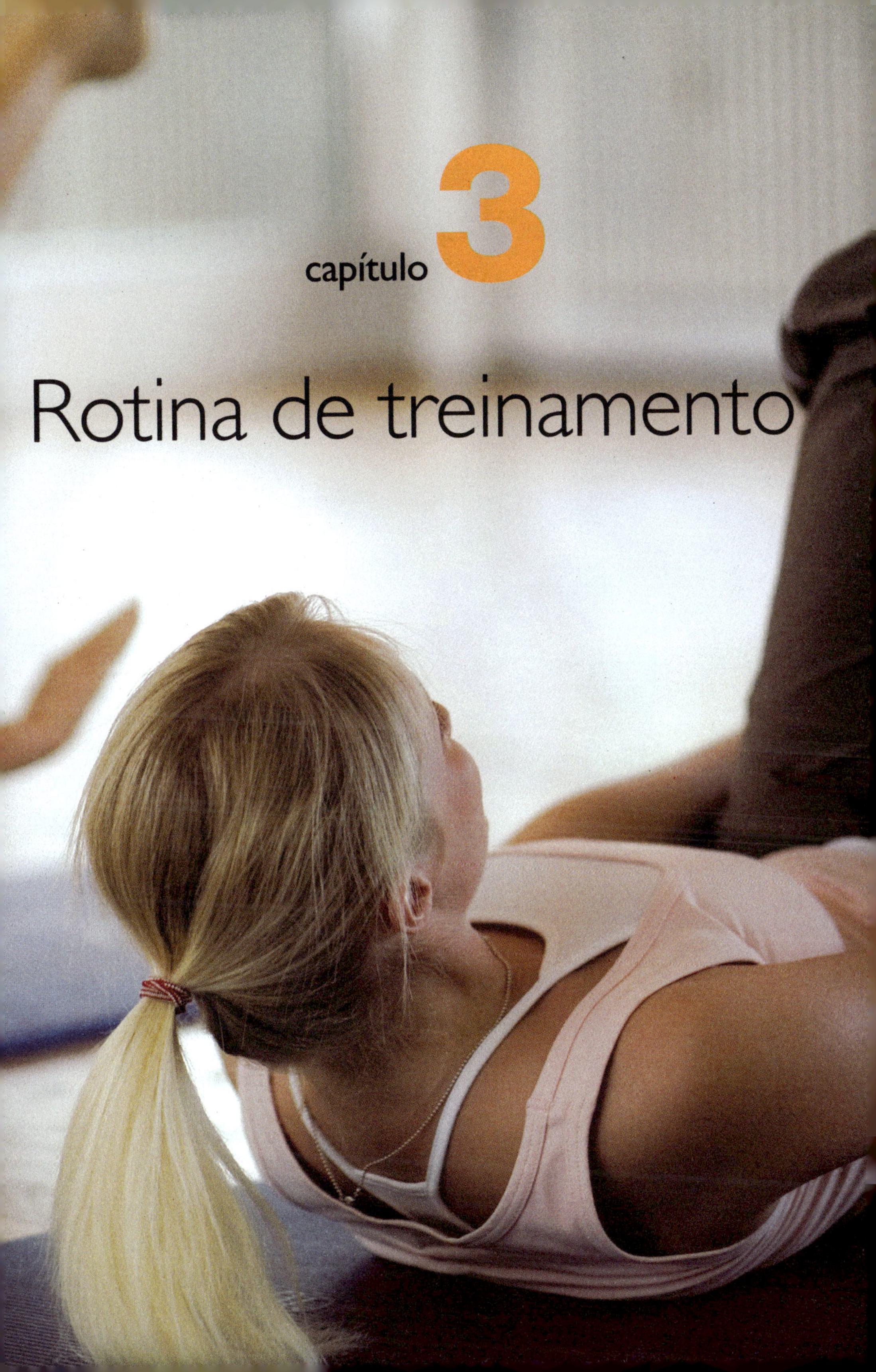

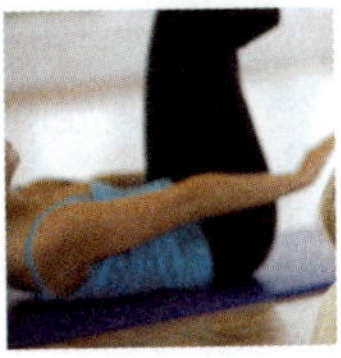

A má postura vira vício e em muitas garotas ganha contornos sombrios com o passar do tempo.

Postura

Quando os primeiros sinais da puberdade aparecem, é comum que as meninas literalmente se fechem. Elas curvam seus ombros para a frente, como se quisessem se esconder do mundo. A má postura vira vício e em muitas garotas ganha contornos sombrios com o passar do tempo, fazendo com que não saibam mais andar de cabeça erguida e peito estufado. Numa tentativa de recuperar o alinhamento, as meninas exageram e empinam o bumbum, curvando excessivamente a coluna e "ganhando", com isso, lordoses e escolioses precoces.

Durante a vida adulta, as mulheres se desdobram em várias responsabilidades, e esse peso joga novamente os ombros para a frente, desalinhando as costas. Sem falar no salto alto, que garante muita sedução, mas cobra caro por isso. Quem paga o preço, normalmente, é a pobre coluna. Para quem deseja reconquistar um corpo jovem e bem torneado, a boa postura é indispensável. E a melhor arma para recuperar o alinhamento corporal são os exercícios de pilates. O método tem como princípios a centralização, a concentração, o controle, a precisão e a fluidez. Para uma organização inteligente do corpo durante o movimento, os focos são a respiração, o posicionamento da pelve, o posicionamento da caixa torácica e a estabilização das escápulas. O professor Thales Martins, gestor técnico da Academia Pelé Club e mestre em pilates, é quem nos explica melhor tudo isso.

A melhor arma para recuperar o alinhamento corporal são os exercícios de alongamento e de pilates, método que tem como princípios a centralização, a concentração, o controle, a precisão e a fluidez. Para uma organização inteligente do corpo durante o movimento, os focos são a respiração, o posicionamento da pelve, o posicionamento da caixa torácica e a estabilização das escápulas.

CENTRALIZAÇÃO

É o principal foco da aula. Todo o trabalho começa e se sustenta pelo centro, chamado de "centro de energia". Como forma de orientação são traçadas, durante os exercícios, duas linhas paralelas de um ombro a outro e duas de um lado a outro do quadril, ao redor desse "centro de energia". A isso, dá-se o nome de caixa.

CONCENTRAÇÃO

Para fazer a mente guiar o corpo, é preciso executar os exercícios com foco na concentração. Nenhum exercício será executado automaticamente. Deve-se sentir e trabalhar o corpo de forma inteligente, utilizando a mente de forma plena.

CONTROLE

Utilizando os princípios de centralização e de concentração, é possível ter o controle dos movimentos executados. Jamais se deve permitir que a gravidade assuma o controle.

PRECISÃO

Cada exercício tem um objetivo claro e preciso. Deve-se entender perfeitamente a forma de cada exercício e sua dinâmica para usufruir seus benefícios. O foco deve estar na qualidade do movimento.

FLUIDEZ

Todo o trabalho é feito numa sequência fluente de exercícios, executada com dinamismo e vigor. É realizado o mínimo possível de movimentos desnecessários, principalmente nas transições, com o intuito de manter um fluxo contínuo e harmonioso.

RESPIRAÇÃO

Uma respiração inteligente ajuda a aliviar tensões desnecessárias, além de oxigenar mais efetivamente o sangue. A respiração é orientada para expandir a porção inferior da caixa torácica nas três dimensões, com atenção especial à expansão lateral, permitindo que o ar abra posteriormente a caixa torácica.

Essa respiração permite uma estabilização profunda do tronco, inicialmente por meio da contração do músculo transverso do abdômen e posteriormente pela dos oblíquos. Para maior estabilização da pelve e, especificamente, da coluna lombar, os músculos do assoalho pélvico, os multífidos e o transverso do abdômen deverão trabalhar de forma simultânea e organizada.

POSICIONAMENTO DA PELVE

Duas posições da pelve são trabalhadas para sua estabilização: neutra e *imprint*.

Neutra: a curvatura normal da lombar é mantida, e não se deve forçar nem arquear as costas para alcançar o alinhamento neutro. Geralmente, esse posicionamento é utilizado em cadeia cinética fechada.

Imprint: a contração dos oblíquos aproxima anteriormente a pelve da caixa torácica. Em decúbito dorsal, o osso púbico fica ligeiramente mais alto que as cristas ilíacas, e o osso sacro não deve se curvar nem sair do solo. Esse posicionamento é utilizado em cadeia cinética aberta.

POSICIONAMENTO DA CAIXA TORÁCICA

Manter os músculos abdominais ativos garante o bom posicionamento da caixa torácica. Durante a inspiração ou durante movimentos de braços acima da cabeça, a caixa torácica tende a se desalinhar. A partir do princípio da respiração e da ativação dos músculos do abdômen, é possível estabilizar a caixa torácica. É natural que ela se reduza durante a flexão da coluna e se abra na extensão. Deve-se deslizar as costelas em direção à pelve durante a flexão, para fechá-las. O desafio é manter as costelas fechadas também durante a extensão, a fim de retardar o desalinhamento da caixa torácica.

ESTABILIZAÇÃO DAS ESCÁPULAS

As alunas tendem a sobrecarregar a porção superior do trapézio e também outros músculos do pescoço durante o movimento e em seu cotidiano. Por isso, esse princípio é tão importante quanto o da contração do abdômen. A grande mobilidade das escápulas permite os movimentos de elevação, depressão, retração e prostração. Devemos mantê-las para baixo e para trás em direção à coluna, formando um "V" mesmo durante os movimentos de braços acima da cabeça, situação em que elas tendem a se elevar sempre. Os ombros não devem rodar para frente nem se retrair demais junto à coluna.

Aparelhos

TRX

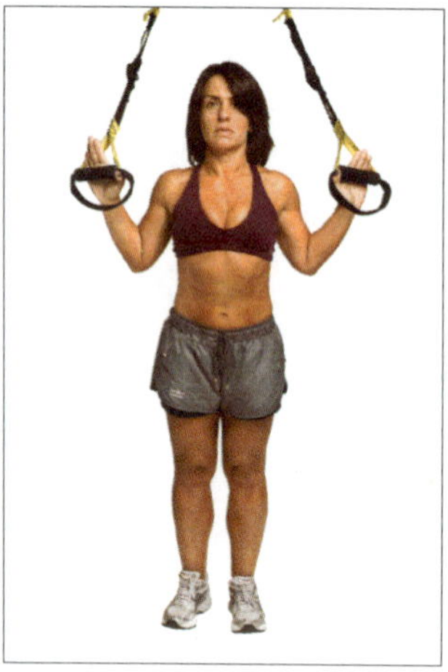

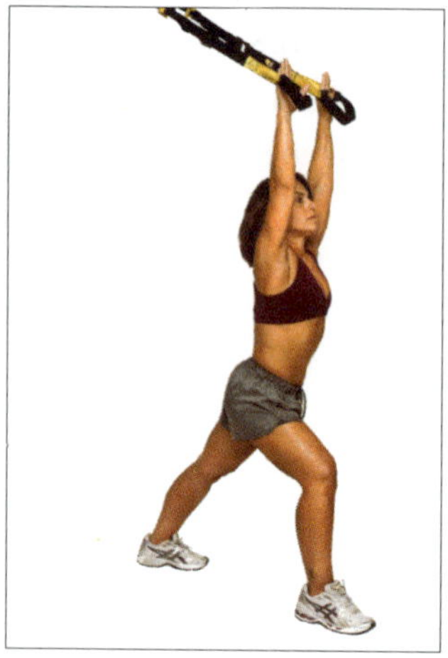

Hip Stretch

Posição inicial em "W", avançando para afundo (flexão da perna da frente, com a de trás esticada, até o limite do alongamento), saudação ao Sol.

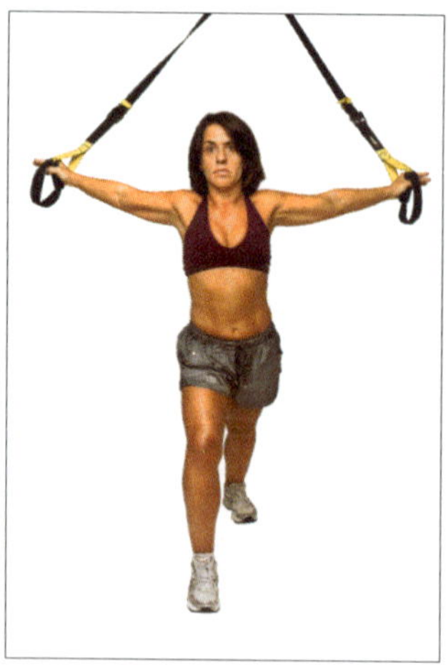

Chest Stretch

Braços para trás.

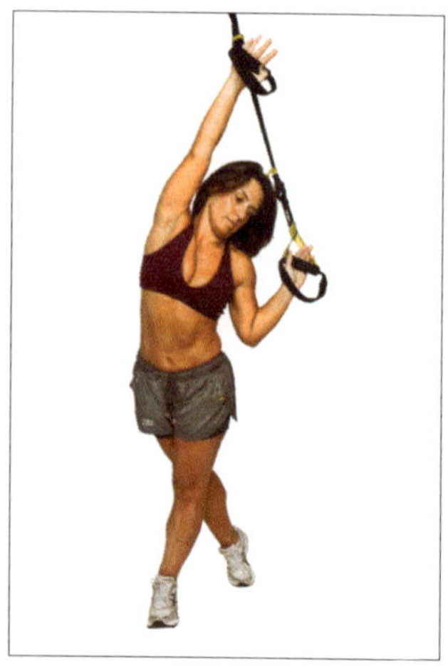

Side Bend Stretch

Pernas cruzadas.

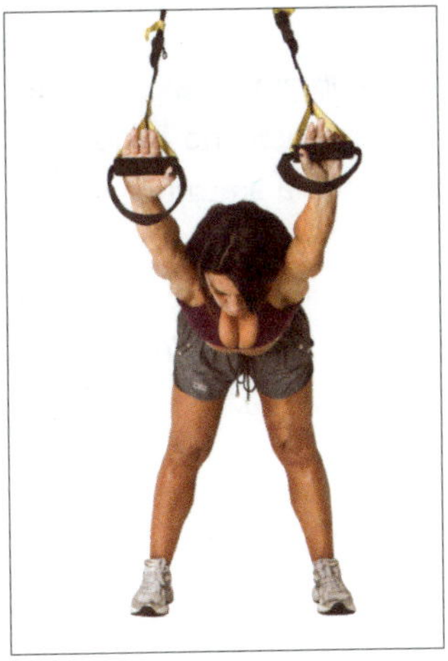

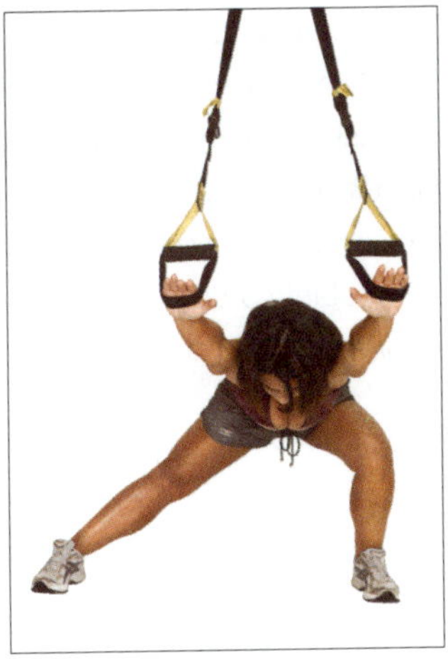

Wide Stance Stretch

Flexão do tronco para a frente, com as pernas flexionadas ou estendidas.

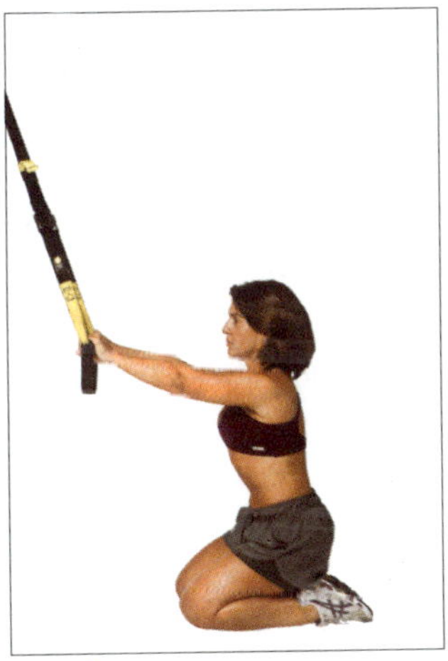

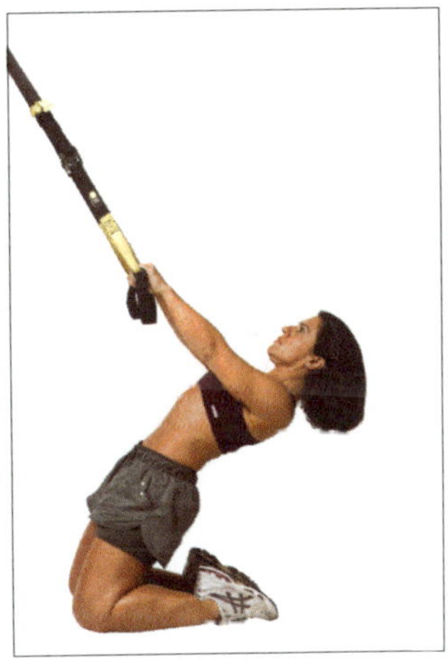

Knelling Quad Stretch

Elevação da pelve quando ajoelhada.

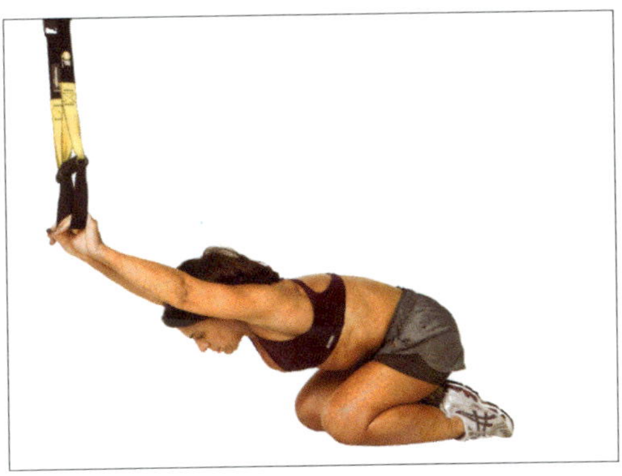

Child Pose

Finalização.

Séries de exercícios

Realizadas durante todo o período do programa, as séries devem ser adaptadas para facilitar sua execução no início, caso haja dificuldades, e evoluir em intensidade e amplitude no decorrer do programa.

O objetivo das séries é conferir maior consciência corporal à aluna, melhorarando a postura, a mobilidade e a flexibilidade.

Tipos de exercícios

Na primeira parte, utiliza-se o TRX para um trabalho de aquecimento, de preparação articular e de flexibilidade. O TRX é um equipamento utilizado para treinamento em suspensão ou não, no qual o corpo da aluna fica suspenso por tiras de náilon.

Na segunda parte, é realizada uma sequência básica de exercícios de *mat pilates*. Utiliza-se o colchonete e a *magic circle* para facilitar e/ou implementar a ativação da musculatura.

HIP STRETCH TRX

Posição inicial: pernas unidas, braços formando um "W" e mãos apoiadas na manopla do TRX.

Inicie o movimento avançando uma das pernas para a frente, mantendo o joelho flexionado e a perna de trás estendida. Os braços devem ficar estendidos acima da cabeça, e as mãos devem pressionar a manopla para manter as tiras estiradas.

Faça o movimento para frente e para trás por cinco vezes e retorne à posição inicial. Repita a ação com cada uma das pernas, em três séries.

CHEST STRETCH TRX

Posição inicial: pernas unidas, braços formando um "W" e mãos apoiadas na manopla do TRX.

Inicie o movimento avançando uma das pernas para a frente, mantendo o joelho flexionado e a perna de trás estendida. Os braços devem ficar estendidos lateralmente, na linha dos ombros, formando uma cruz, e as mãos devem pressionar a manopla para manter as tiras esticadas.

Faça cinco vezes o movimento para frente e para trás e retorne à posição inicial. Repita a ação com cada uma das pernas, em três séries.

SIDE BEND STRETCH TRX

Posição inicial: pernas unidas, braços formando um "W" e mãos apoiadas na manopla do TRX.

Inicie o movimento cruzando uma perna atrás da outra, mantendo ambas estendidas. Eleve o braço que está do mesmo lado da perna cruzada para a diagonal superior acima da cabeça. Traga o cotovelo oposto em direção ao quadril e olhe ligeiramente para baixo.

Mantenha a posição por 20 segundos e troque de lado, repetindo a série três vezes em cada lado.

WIDE STANCE STRETCH TRX

Posição inicial: pernas afastadas e estendidas, tronco inclinado para a frente com as mãos nas manoplas e cabeça entre os braços.

Inicie o movimento flexionando uma das pernas para o lado, levando o quadril para trás. Mantenha os pés apoiados no chão.

Permaneça na posição por 20 segundos, repetindo a série três vezes em cada lado.

KNELLING QUAD STRETCH TRX

Posição inicial: sentada sobre os pés, com a coluna reta e as mãos segurando a manopla.

Inicie o movimento contraindo os glúteos e elevando a pelve para a frente e para cima. Mantenha o tronco alinhado com as pernas, traçando uma linha reta imaginária entre joelhos, quadril e ombros e outra da cabeça ao centro dos ombros. Não eleve a tensão do trapézio e mantenha o pescoço relaxado.

Repita a série seis vezes, inspirando para subir e expirando para retornar à posição inicial.

CHILD POSE TRX

Utilizada para finalizar o trabalho com o TRX e recompensar a coluna, além de permitir o descanso antes do início de outro trabalho.

Posição: sentada sobre os pés, com mãos apoiadas e braços estendidos à frente. A cabeça deve permanecer baixa, em direção ao solo.

Mantenha a posição por 30 segundos.

MAT

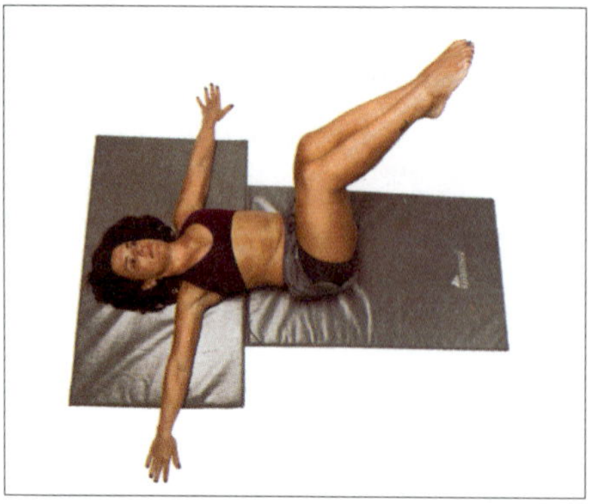

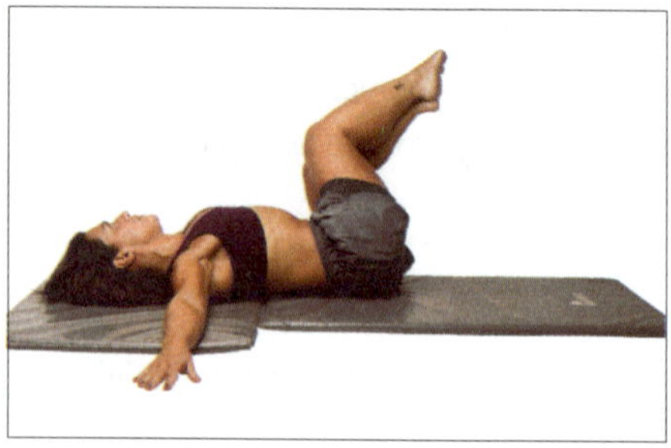

Soltura do quadril

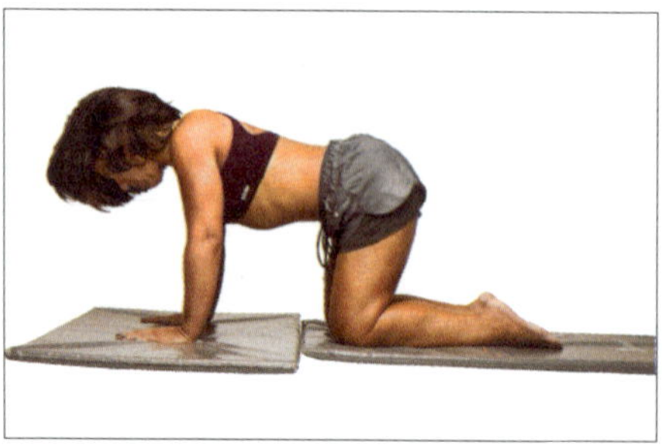

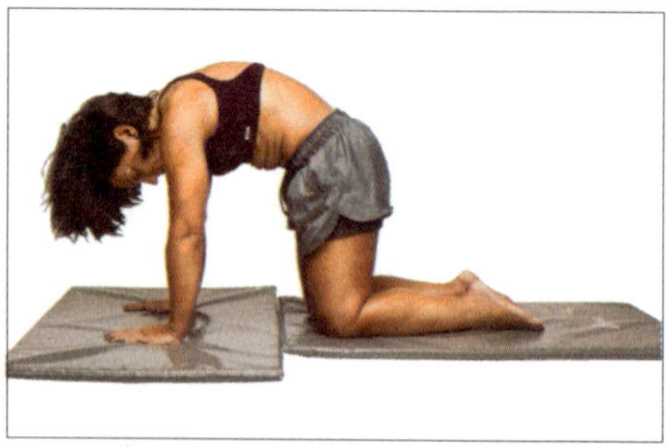

Posição do gato

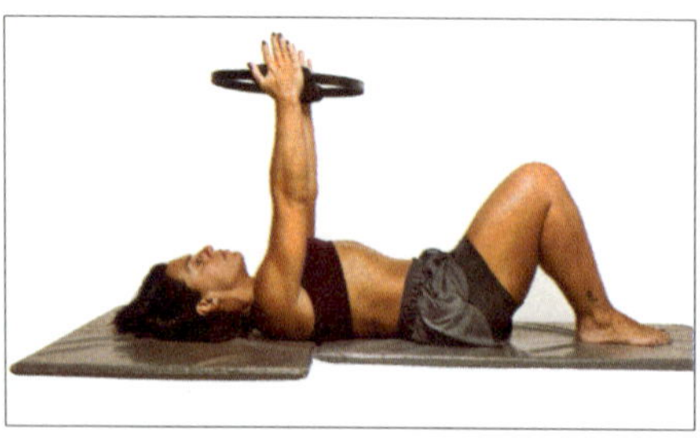

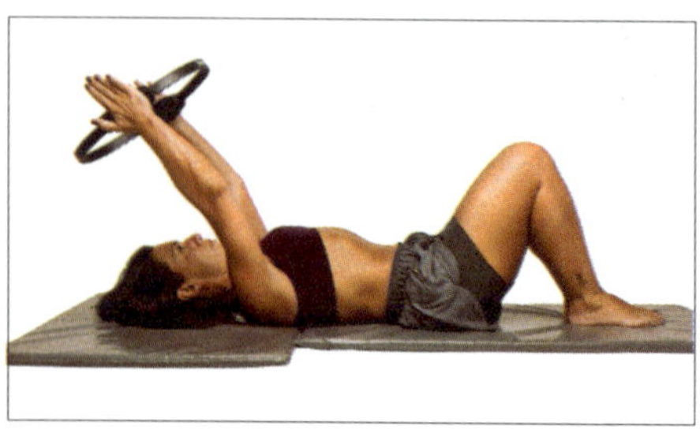

Posicionamento da caixa torácica

Concha

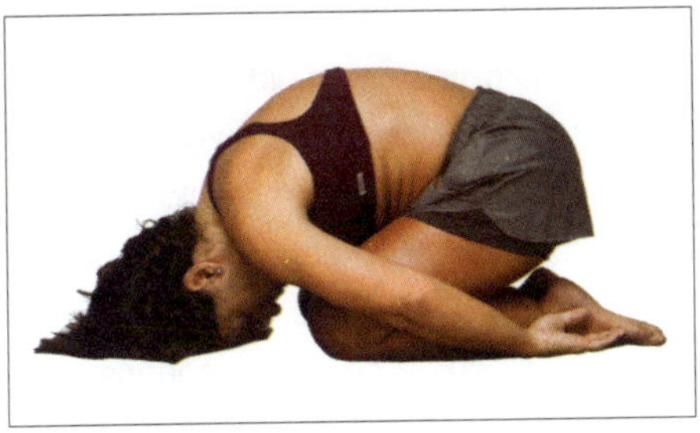

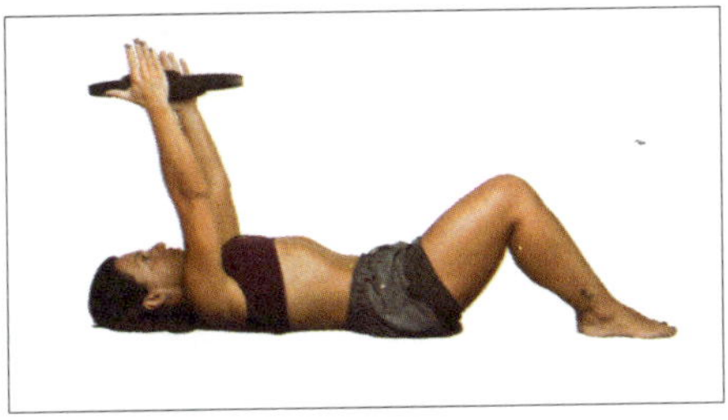

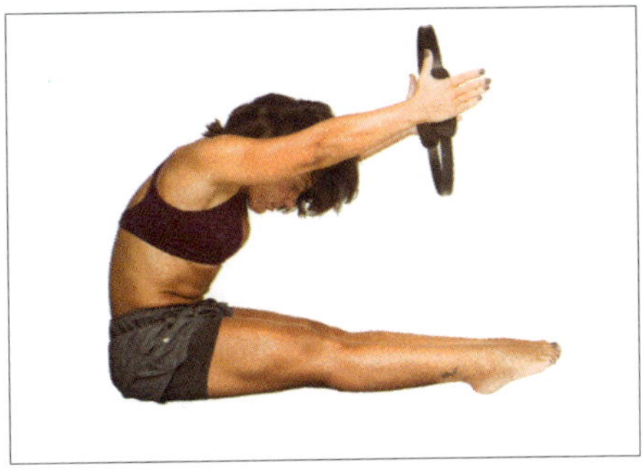

Roll Up

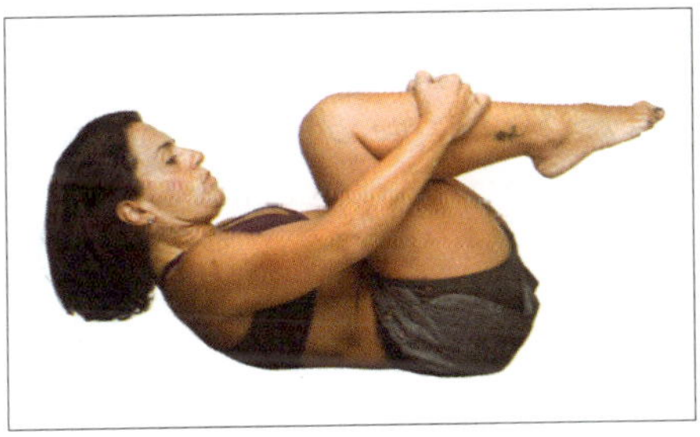

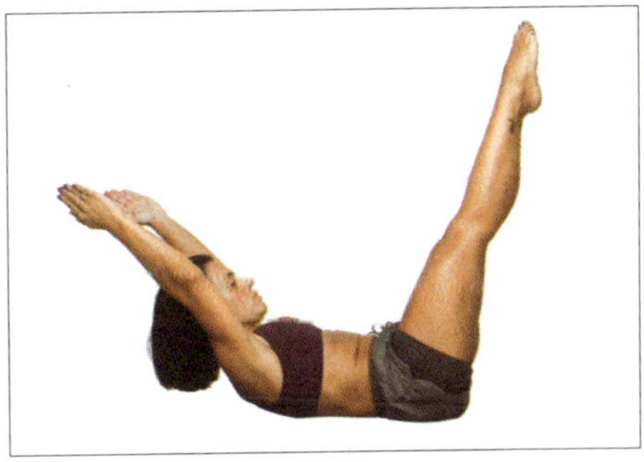

Double Leg

Criss Cross

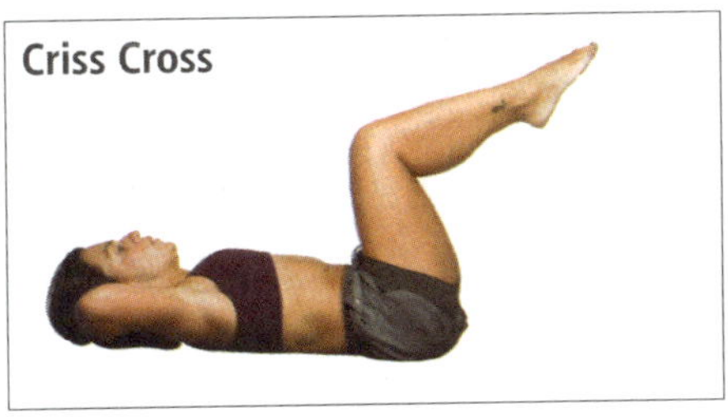

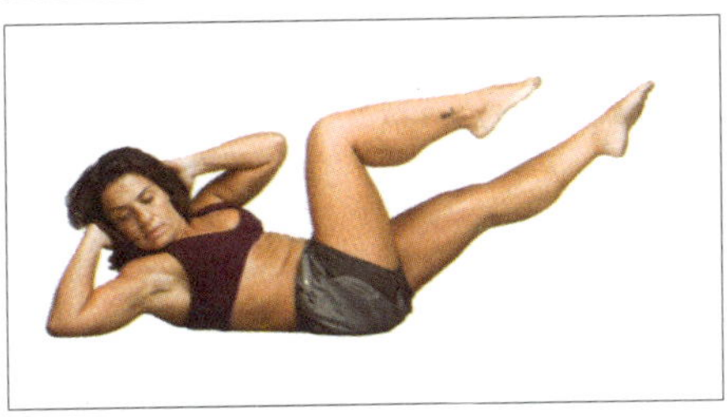

Spine Stretch Forward

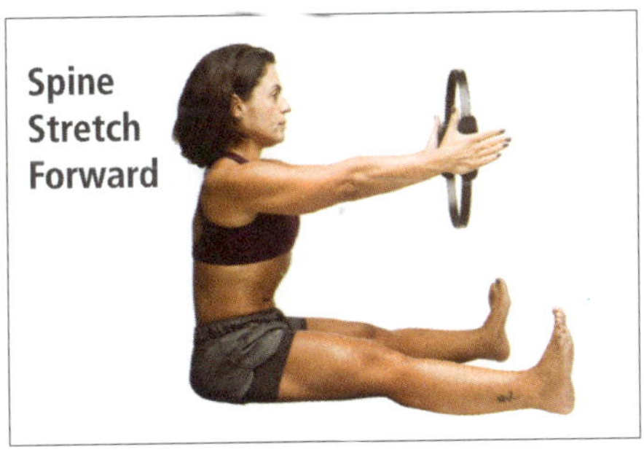

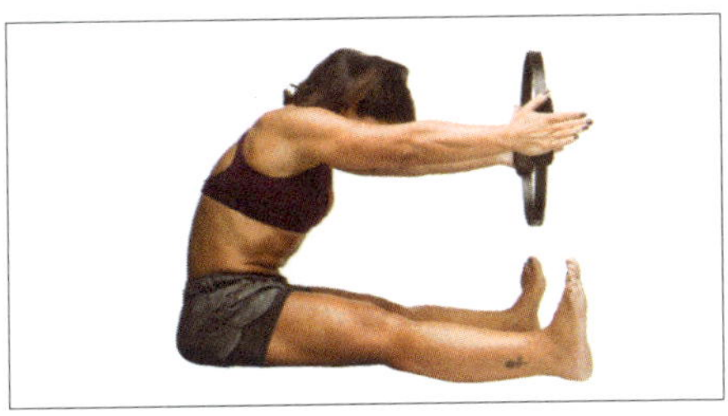

SOLTURA DO QUADRIL *MAT*

Posição inicial: deitada com os braços estendidos ao lado dos ombros, as palmas das mãos firmes em contato com o solo e os joelhos flexionados e unidos, formando um ângulo de 90°.

Inicie o movimento soltando ligeiramente as duas pernas para um dos lados. Retorne à posição inicial e repita o movimento para o outro lado. A amplitude deve ser pequena, conforme a mobilidade da pessoa.

Inspire na posição inicial e expire para levar as pernas ao lado. Inspire novamente e traga as pernas ao centro. Não deixe os ombros saírem do solo nem do alinhamento inicial.

POSIÇÃO DO GATO *MAT*

Posição inicial: mãos espalmadas abaixo da linha dos ombros, pelve na posição neutra e pernas na largura do quadril. Traga as escápulas para baixo, em posição neutra, evitando a elevação dos ombros.

Inicie o movimento com um pequeno rolamento das vértebras na região do osso sacro. Ative glúteos e abdômen rolando vértebra por vértebra até fazer um leve movimento final do pescoço. Forme um desenho em C.

Retorne o pescoço até a posição neutra inicial. Inspire ao começar o movimento e expire ao retornar.

POSICIONAMENTO DA CAIXA TORÁCICA *MAT*

Posição inicial: deitada com os braços estendidos acima da cabeça, pernas flexionadas e pés apoiados na linha do quadril.

Inicie o movimento estendendo os braços para trás. Mantenha as escápulas encaixadas e evite que as costelas aparentes se afastem de forma exagerada. Inspire na posição inicial e expire ao levar os braços para trás. Inspire novamente antes de partir e expire ao trazer os braços novamente à posição inicial.

Permaneça com a pelve em posição neutra, mantendo um espaço entre a lombar e o chão.

CONCHA

Movimento utilizado apenas para recuperar e compensar a região lombar.

Posição: sentada sobre os pés, com a testa no chão.

ROLL UP

Posição inicial: deitada com as pernas flexionadas e unidas e com os pés apoiados no chão. Os braços devem ficar estendidos para cima, alinhados com os ombros.

Inicie o movimento levando a cabeça para cima e para a frente até ficar sentada com os braços à frente dos ombros e com a cabeça entre eles, olhando ligeiramente para baixo. Retorne vértebra por vértebra, no chão, desenrolando a coluna até a cabeça encostar no solo. Finalize o movimento levando os braços para trás, evitando encostá-los no chão.

Inspire para iniciar e expire para levar os braços para a frente. Inspire para retornar e expire, para finalizar, quando estiver com os braços para trás.

Abdômen

Barriga "tanquinho" é coisa para homem. Mulher gosta de barriga negativa. Inexistente. Ausente. Aliás, barriga é uma palavra que poderia ser eliminada do léxico feminino. Mas, com o avanço da idade, parece inevitável que uma gordurinha se acumule, especialmente entre o umbigo e o púbis. A impressão que se tem é de que tudo o que se come a mais vai imediatamente para lá. Pode até ser verdade, mas com nosso programa você vai descobrir como se livrar dessa barriguinha indesejável e dizer, definitivamente, "saia deste corpo que não lhe pertence!"

É isso mesmo! Fernanda, a voluntária deste *Treino para mulheres*, descobriu que existia um "tanquinho" embaixo daquele monte de gordurinhas. Ela descobriu também que rotinas de exercícios abdominais são fundamentais para quem deseja conquistar um corpo com novos contornos. Por isso, a professora Daniele Bina da Academia Pelé Club nos dá mais dicas.

A musculatura abdominal é amplamente exigida pelos exercícios que têm o pilates como base. Assim, a primeira providência a ser tomada é aprender a respirar. A respiração deve ser feita pelo nariz, com expulsão do ar pelos lábios cerrados, aumentando a pressão e a ativação da região do *core*, que nada mais é do que a região central do corpo. O movimento respiratório deve ser profundo e em 3D, e a aluna deve sentir o ar sendo levado para trás e para a lateral das costelas.

Imagine que um cinturão passa ao redor do abdômen, principalmente quando a pelve estiver neutra. Contraia levemente o assoalho pélvico para relaxar o pescoço e os ombros, ativando melhor os músculos abdominais. Enfatize a expiração para que as costelas não saltem e ative o abdômen na inspiração, porque é nesse momento que a caixa torácica tende a se abrir.

A pelve deve estar neutra, ou seja, com a curva natural da lombar, sem ser pressionada contra o chão quando você estiver deitada. Imagine um triângulo formado pelo púbis e pelas duas cristas ilíacas. Esse triângulo deve estar paralelo ao chão, ou seja, o púbis não poderá estar nem acima nem abaixo das cristas. Quando as pernas estiverem fora do chão, você obrigatoriamente estará na posição *imprint*, pois o *imprint*, leve inclinação posterior da pelve, é acionado pelos oblíquos. Isso vai fazer com que você sinta a lombar um pouco mais próxima do chão na posição deitada (mas, atenção, a lombar nunca poderá estar colada no chão), ativando os músculos abdominais e dando maior suporte para as regiões lombar e pélvica.

A ativação abdominal deve ser constante durante a respiração para que as costelas não se abram. O fato de evitar a abertura das costelas ajuda a manter a coluna na posição neutra, que proporciona mais benefícios e permite melhor aproveitamento dos exercícios. As escápulas também devem estar totalmente apoiadas na caixa torácica.

A movimentação das escápulas deve ser natural, de acordo com a movimentação nos exercícios, porém deve estar estabilizada. É muito comum que a aluna jogue os ombros para a frente ou para cima, levando-os para perto das orelhas. Quando se aprende a estabilizar as escápulas, coloca-se muito mais força na região do abdômen, fazendo com que ele trabalhe isoladamente e, por isso, intensificando o exercício. Sem contar que a estabilização ajuda a manter a coluna na postura correta.

A coluna cervical deve manter sua curva natural. Quando deitada, você pode colocar um apoio atrás da cabeça para ficar mais confortável e executar corretamente os exercícios. Muitas vezes ocorre um desconforto ao ficar deitada sem apoio de cabeça por encurtamento muscular e desequilíbrio nas cadeias musculares. Conforme o desconforto for melhorando, diminua o apoio até tirá-lo completamente. Nesse caso, realize um exercício dinâmico de flexão da cabeça sem comprimir o queixo no peito.

A seguir, encontram-se as Tabelas de 27 a 34, da Periodização.

Legenda:
Rep. – repetições

INTRODUÇÃO AOS PRINCÍPIOS	1ª SEMANA	OBJETIVO	PADRÃO RESPIRATÓRIO
Respiração deitada em 3D com as mãos nas costelas	Praticar até entender a respiração	Ativar a musculatura abdominal, principalmente a transversa.	Inspirar levando o ar para a lateral e para trás das costelas. Expirar deixando o abdômen plano.
Báscula de quadril	8 rep.	Encontrar a posição neutra.	Inspirar levantando o púbis e expirar abaixando-o.
Elevação dos braços quando deitada	8 rep.	Aprender a não abrir as costelas.	Levar os braços acima da cabeça soltando o ar e pressionando as costelas para baixo. Inspirar e voltar as palmas das mãos para o teto.
Flexão do tronco com pelve neutra	10 rep.	Fortalecimento da musculatura abdominal.	Expirar na flexão, inspirar e sustentar. Expirar e descer o abdômen. Inspirar para preparar o movimento.

Tabela 27.

INTRODUÇÃO AOS PRINCÍPIOS	2ª SEMANA	OBJETIVO	PADRÃO RESPIRATÓRIO
Respiração deitada em 3D com as mãos nas costelas	10 rep.	Ativar a musculatura abdominal, principalmente a transversa.	Inspirar levando o ar para a lateral e para trás das costelas. Expirar deixando o abdômen plano.
Báscula de quadril	8 rep.	Encontrar a posição neutra.	Inspirar levantando o púbis e expirar abaixando-o.

Elevação dos braços quando deitada	8 rep.	Aprender a não abrir as costelas.	Levar os braços acima da cabeça soltando o ar e pressionando as costelas para baixo. Inspirar e voltar as palmas das mãos para o teto.
Movimentação de escápulas quando deitada, elevação/depressão	8 rep.	Estabilizar a escápula.	Elevar os ombros inspirando e abaixar expirando.
Flexão do tronco com pelve neutra	10 rep.	Fortalecimento da musculatura abdominal.	Expirar na flexão, inspirar e sustentar. Expirar e descer. Inspirar para preparar o movimento.

Tabela 28.

INTRODUÇÃO AOS PRINCÍPIOS	3ª SEMANA	OBJETIVO	PADRÃO RESPIRATÓRIO
Respiração deitada em 3D com as mãos nas costelas	10 rep.	Ativar a musculatura abdominal, principalmente a transversa.	Inspirar levando o ar para a lateral e para trás das costelas. Expirar deixando o abdômen plano.
Movimentação de escápulas quando deitada, prostração/retração	8 rep.	Estabilizar a escápula.	Levar os ombros à frente e inspirar. Levar os ombros para trás e expirar.
Imprint	10 rep.	Acionar os oblíquos.	Expirar e aproximar as duas cristas ilíacas da última costela.
Flexão do tronco com pelve neutra e um pé fora do chão	10 rep. para cada perna	Fortalecimento da musculatura abdominal.	Realizar o *imprint* tirando um pé do chão. Expirar na flexão, inspirar e sustentar. Expirar e descer. Inspirar para preparar o movimento.
Posição de apoio tocando o pé no chão	12 rep.	Fortalecimento da musculatura abdominal.	Realizar o *imprint* em posição de apoio, com os joelhos a 90°. Tocar um pé no chão inspirando e retornar a 90° expirando.
Cem	100 batidas	Fortalecimento da musculatura abdominal e estabilização.	Realizar o *imprint* em posição de apoio, com os joelhos a 90°. Flexionar o tronco e sustentar. Realizar cinco batidas na inspiração e cinco na expiração. Manter os braços estendidos.

Tabela 29.

INTRODUÇÃO AOS PRINCÍPIOS	4ª SEMANA	OBJETIVO	PADRÃO RESPIRATÓRIO
Báscula de quadril	8 rep.	Achar a posição neutra.	Inspirar levantando o púbis e expirar abaixando-o.
Movimentação de escápulas quando deitada, prostração/retração	8 rep.	Estabilizar a escápula.	Levar os ombros à frente e inspirar. Levar os ombros para trás e expirar.
Movimentação de escápulas quando deitada, elevação/depressão	8 rep.	Estabilizar a escápula.	Elevar os ombros inspirando e abaixar expirando.
Flexão do tronco com pelve neutra em posição de apoio	10 rep. para cada perna	Fortalecimento da musculatura abdominal.	Realizar o *imprint* tirando um pé de cada vez do chão. Expirar na flexão, inspirar e sustentar. Expirar e descer. Inspirar para preparar o movimento.
Posição de apoio tocando o pé no chão	12 rep.	Fortalecimento da musculatura abdominal.	Realizar o *imprint* em posição de apoio, com joelhos a 90°. Tocar um pé no chão inspirando e retornar a 90° expirando.
Cem	100 batidas	Fortalecimento da musculatura abdominal e estabilização.	Realizar o *imprint* em posição de apoio, com joelhos a 90°. Flexionar o tronco e sustentar. Realizar cinco batidas na Inspiração e cinco na expiração. Manter os braços estendidos

Tabela 30.

INTRODUÇÃO AOS PRINCÍPIOS	5ª SEMANA	OBJETIVO	PADRÃO RESPIRATÓRIO
Respiração deitada em 3D com as mãos nas costelas	10 rep.	Ativar a musculatura abdominal, principalmente a transversa.	Inspirar levando o ar para a lateral e para trás das costelas. Expirar deixando o abdômen plano.
Cem	100 batidas	Fortalecimento da musculatura abdominal e estabilização.	Realizar o *imprint* com pernas estendidas a 45°. Flexionar o tronco e sustentar. Realizar cinco batidas na inspiração e cinco na expiração. Manter os braços estendidos.
Meio rolamento	12 rep.	Fortalecimento da musculatura abdominal.	Sentar sobre os ísquios com a coluna em C. Rolar para trás expirando. Voltar para a frente inspirando e mantendo o C.

Alongamento de uma perna	20 rep.	Fortalecimento da musculatura abdominal.	Realizar o *imprint* com os joelhos a 90°. Flexionar o tronco e sustentar. Estender uma perna à frente expirando e alternar com a outra inspirando.
Oblíquos em posição de apoio	20 rep.	Fortalecimento da musculatura abdominal.	Realizar o *imprint* em posição de apoio, com os joelhos a 90°. Flexionar o tronco e sustentar. Fazer rotação do tronco expirando.

Tabela 31.

INTRODUÇÃO AOS PRINCÍPIOS	6ª SEMANA	OBJETIVO	PADRÃO RESPIRATÓRIO
Respiração deitada em 3D com as mãos nas costelas	10 rep.	Ativar a musculatura abdominal, principalmente a transversa.	Inspirar levando o ar para a lateral e para trás das costelas. Expirar deixando o abdômen plano.
Cem	100 batidas	Fortalecimento da musculatura abdominal e estabilização.	Realizar o *imprint* com pernas estendidas a 45°. Flexionar o tronco e sustentar. Realizar cinco batidas na inspiração e cinco na expiração. Manter os braços estendidos.
Meio rolamento	12 rep.	Fortalecimento da musculatura abdominal.	Sentar sobre os ísquios com a coluna em C. Rolar para trás expirando. Voltar para frente inspirando e mantendo o C.
Alongamento de uma perna	20 rep.	Fortalecimento da musculatura abdominal.	Realizar o *imprint* com os joelhos a 90°. Flexionar o tronco e sustentar. Estender uma perna à frente expirando e alternar com a outra inspirando.
Oblíquos em posição de apoio	20 rep.	Fortalecimento da musculatura abdominal.	Realizar o *imprint* em posição de apoio, com os joelhos a 90°. Flexionar o tronco e sustentar. Fazer rotação do tronco expirando.
Alongamento das duas pernas	10 rep.	Fortalecimento da musculatura abdominal e estabilização.	Iniciar abraçando os joelhos. Estender os joelhos a 45° e os braços acima da cabeça. Voltar afastando os braços pela lateral.

Tabela 32.

INTRODUÇÃO AOS PRINCÍPIOS	7ª SEMANA	OBJETIVO	PADRÃO RESPIRATÓRIO
Cem	100 batidas	Fortalecimento da musculatura abdominal e estabilização.	Realizar o *imprint* com as pernas estendidas a 45°. Flexionar o tronco e sustentar. Realizar cinco batidas na inspiração e cinco na expiração. Manter os braços estendidos.
Meio rolamento	12 rep.	Fortalecimento da musculatura abdominal.	Sentar sobre os ísquios com a coluna em C. Rolar para trás expirando. Voltar para frente inspirando e mantendo o C.
Alongamento de uma perna	20 rep.	Fortalecimento da musculatura abdominal.	Realizar o *imprint* com os joelhos a 90°. Flexionar o tronco e sustentar. Estender uma perna à frente expirando e alternar inspirando.
Oblíquos em posição de apoio	20 rep.	Fortalecimento da musculatura abdominal.	Realizar o *imprint* em posição de apoio, com os joelhos a 90°. Flexionar o tronco e sustentar. Fazer rotação do tronco expirando.
Alongamento das duas pernas	10 rep.	Fortalecimento da musculatura abdominal e estabilização.	Iniciar abraçando os joelhos. Estender os joelhos a 45° e os braços acima da cabeça. Voltar afastando os braços pela lateral.
Oblíquos	16 rep.	Fortalecimento da musculatura abdominal e estabilização.	Iniciar em posição de apoio, com as pernas a 90°. Realizar a rotação do tronco ao expirar, estendendo a perna do lado oposto para a frente. Sempre expirar para a lateral.

Tabela 33.

INTRODUÇÃO AOS PRINCÍPIOS	8ª SEMANA	OBJETIVO	PADRÃO RESPIRATÓRIO
Cem	100 batidas	Fortalecimento da musculatura abdominal e estabilização.	Realizar o *imprint* com as pernas estendidas a 45°. Flexionar o tronco e sustentar. Realizar cinco batidas na inspiração e cinco na expiração. Manter os braços estendidos.
Meio rolamento	12 rep.	Fortalecimento da musculatura abdominal.	Sentar sobre os ísquios com a coluna em C. Rolar para trás expirando. Voltar para a frente inspirando e mantendo o C.

Alongamento de uma perna	20 rep.	Fortalecimento da musculatura abdominal.	Realizar o *imprint* com os joelhos a 90°. Flexionar o tronco e sustentar. Estender uma perna à frente expirando e alternar inspirando.
Oblíquos em posição de apoio	20 rep.	Fortalecimento da musculatura abdominal.	Realizar o *imprint* em posição de apoio, com os joelhos a 90°. Flexionar o tronco e sustentar. Fazer rotação do tronco expirando.
Alongamento das duas pernas	10 rep.	Fortalecimento da musculatura abdominal e estabilização.	Iniciar abraçando os joelhos. Estender os joelhos a 45° e os braços acima da cabeça. Voltar afastando os braços pela lateral.
Oblíquos	16 rep.	Fortalecimento da musculatura abdominal e estabilização.	Iniciar em posição de apoio, com as pernas a 90°. Realizar a rotação do tronco ao expirar, estendendo a perna do lado oposto para frente. Sempre expirar para a lateral.
Alongamento das duas pernas	8 rep.	Fortalecimento da musculatura abdominal e estabilização.	Iniciar em posição de apoio. Flexionar o tronco apoiando-se na lateral das pernas. Simultaneamente, estender os braços e as pernas sem movimentar o tronco. Voltar circulando os braços pela lateral. Flexionar os joelhos para a posição inicial.

Tabela 34.

Treino aeróbico

Associados à reeducação alimentar, os exercícios aeróbicos constituem um método eficiente de perda de peso e, sobretudo, de sua manutenção, pois consomem muitas calorias. O exercício físico induz a adaptações metabólicas, aumentando o gasto energético diário e minimizando a diminuição do metabolismo de repouso ocasionada pela perda de peso.

Os equipamentos mais procurados nas academias são os "papa-calorias": a esteira, a bicicleta e o *transport*. "A queima de calorias está ligada à intensidade do esforço físico. A quantidade gasta está relacionada aos batimentos cardíacos. Quando chegam a 150 bpm (batimentos por minuto), há a mesma queima calórica, independentemente da atividade realizada", explica Alexandre Filho.

Cada equipamento trabalha um grupamento muscular ou porções diferentes do mesmo grupo. A esteira e o *transport* obrigam a aluna a suportar o próprio peso durante a atividade, o que exige um esforço maior, diferentemente da bicicleta, que suporta o peso corporal de quem a utiliza. É sempre bom lembrar que o corpo tende a se adaptar facilmente às rotinas de treino, diminuindo a sua eficiência. Por isso, a saída é "enganar" o cérebro. Combinar os três exercícios (esteira, bicicleta e *transport*) aumenta o condicionamento e favorece o desenvolvimento muscular.

Exercícios aeróbicos exigem controle da frequência cardíaca (que deve permanecer entre 60% e 75% da frequência cardíaca máxima, no caso de iniciantes). Esse controle é necessário para que se saiba qual é a intensidade do esforço ao qual você está se submetendo. Cada batida do coração bombeia uma quantidade determinada de sangue para a corrente sanguínea com o intuito de nutrir e oxigenar os músculos. Com o hábito do exercício, seu coração se desenvolve, fica maior e mais forte do que o coração de uma pessoa sedentária. Assim, ele bombeia o sangue com mais eficiência, o que diminui a frequência cardíaca necessária para movimentar um mesmo fluxo sanguíneo a cada minuto. Você passará a suportar melhor o treino com o mesmo número de batimentos cardíacos.

Frequência cardíaca

Para descobrir sua frequência cardíaca (FC) em batidas por minuto (bpm), é importante utilizar um monitor/relógio conhecido como frequencímetro cardíaco. A sua frequência cardíaca máxima (FCM) é encontrada a partir da fórmula:

FCM = [220 - sua idade atual]

E para calcular a frequência ideal, a fórmula é:

ΔBPM = FCM X 65% e FCM X 75%

Por exemplo, se você tem 25 anos, a fórmula de FCM indicará 195. Então, seus batimentos cardíacos devem variar entre 126 bpm e 146 bpm, que correspondem respectivamente a 65% e 75% do total.

ZONA DE FREQUÊNCIA	FCM	VO_2* MÁX	DURAÇÃO	SISTEMA DE TRABALHO	RITMO MÁXIMO	RITMO DE TRABALHO
Atividade regenerativa (reabilitação)	40-60%	até 40%	aprox. 20 min.	Reabilitação cardiorrespiratória ou osteomuscular	-	Ritmo do paciente
Zona de atividade moderada	50-60%	até 50%	+ de 30 min.	Queima metabólica	Caminhada rápida	Ritmo fácil
Zona de controle de peso	60-70%	de 50% a 60%	+ de 60 min.	Cardiorrespiratório	Maratona	Trabalho-base
Zona aeróbica	70-80%	de 60% a 75%	8-30 min.	Aeróbico	10 km	Longo
Zona do limiar anaeróbico	80-90%	de 75% a 85%	5-6 min.	Absorção de lactato	de 3 km a 5 km	Curto
Zona de esforço máximo	90-100%	de 85% a 100%	1-5 min.	Anaeróbico	de 800 m a 1.500 m	Curto

Tabela 35.

**Legenda: VO_2 Máx = captação máxima de oxigênio.*

Características de cada aparelho

Transport – ótimo para glúteos e coxas, pode ser trabalhado invertidamente (para trás), enfatizando a ação dos músculos posteriores das coxas e dos glúteos.

Esteira – trabalha bastante as panturrilhas, além de melhorar a circulação, prevenindo as varizes. Fortalece glúteos, coxas, panturrilhas e abdômen. Utiliza também as alavancas dos braços, as quais promovem o fortalecimento do músculo.

Bicicleta – favorece um ótimo trabalho das coxas, promovendo aumento do volume, ou seja, a hipertrofia.

Benefícios dos exercícios aeróbicos

CIRCULAÇÃO

O sangue circula mais pelo corpo, aumentando a oxigenação dos tecidos e otimizando a função dos órgãos.

RINS

O aumento da circulação melhora o funcionamento dos rins, que filtram o sangue e reduzem o número de substâncias tóxicas que circulam pelo corpo.

SONO

O organismo aproveita melhor as horas de sono. É nesse momento que o corpo relaxa e absorve os ganhos fisiológicos do exercício.

CÉREBRO

Há aumento nos níveis de serotonina, neurotransmissor cuja deficiência está associada à depressão. Em baixos níveis, o hormônio provoca alterações do sono, vontade de comer doce e depressão.

PERDA DE PESO

Uma pessoa de 70 quilos queima cerca de 450 calorias a cada hora de corrida, por exemplo.

GLICEMIA

As taxas de glicose caem, e as células ficam mais sensíveis à insulina, reduzindo os níveis de açúcar no sangue.

OSSOS

A corrida, por exemplo, estimula a formação de massa óssea, prevenindo doenças como a osteoporose.

PRESSÃO
A corrida, ainda como exemplo, promove maior elasticidade dos vasos sanguíneos, mantendo a pressão baixa.

PULMÕES
Corredores têm menos risco de contrair infecção respiratória, já que, com a corrida, a função dos pulmões é maximizada principalmente na porção superior.

COLESTEROL
Há aumento nos níveis de HDL (o colesterol "bom") e diminuição nos níveis de LDL (o colesterol "ruim").

ESTRESSE
O hormônio cortisol, liberado em situações estressantes, é queimado durante a corrida, diminuindo o estresse.

CORAÇÃO
A corrida, insistindo em nosso exemplo, ajuda a fortalecer e a tornar o coração mais eficaz. Gradativamente, o atleta bombeia mais sangue com menos esforço.

Tipos de treinos

CONTÍNUO EXTENSIVO
Treino realizado com variação de, no máximo, dois intervalos de velocidade, de forma contínua e progressiva, e duração de 20 min a 40 min. A intensidade deve variar de 65% a 80% da FCM.

CRESCENTE/DECRESCENTE
Treino realizado em duas séries, com variação de velocidades progressivas até o fim da primeira série e recuperação para a velocidade inicial. Deve ser executado da mesma forma na segunda série.

FARTLECK
Treino realizado em três a seis séries, com variação de três a seis velocidades.

CONTÍNUO INTENSIVO

Treino realizado com variação de, no máximo, dois intervalos de velocidade, de forma contínua e progressiva, e duração de 20 min a 30 min. A intensidade deve variar de 75% a 90% da FCM.

INTERVALADO

Treino de "tiros" realizado em quatro a dez séries, com velocidades altas e recuperação entre os tiros com caminhada e/ou trote leve.

REGENERATIVO

Treino realizado com variação de, no máximo, dois intervalos de velocidade, de forma contínua e progressiva, e com duração de 20 min a 30 min. A intensidade deve variar de 65% a 75% da FCM.

RAMPA

Treino realizado para trabalho específico de resistência e força para subidas na corrida ou para elevar a FC e, assim, promover maior gasto energético para as alunas que não gostam de ou não conseguem correr. Deve-se restringir esse exercício para alunas que tenham complicações no joelho (por exemplo, condromalácia patelar).

CONTÍNUO LONGÃO

Treino para alunas com experiência em corrida realizado de forma contínua e ritmada.

1ª Semana

1° DIA	2° DIA	3° DIA
+ Esteira: caminhada 20 a 30 min (60 a 70% da FCM)	+ Esteira: caminhada 20 a 30 min (60 a 70% da FCM)	+ Esteira: caminhada 20 a 30 min (60 a 70% da FCM)

Tabela 36.

2ª Semana

1° DIA	2° DIA	3° DIA
+ Esteira: caminhada 20 a 30 min (60 a 70% da FCM) + Bicicleta ergométrica 20 min (60 a 70% da FCM) + 5 min de recuperação	+ Elíptico: nível moderado 15 min (60 a 70% da FCM) + Elíptico: nível moderado 20 min (70 a 80% da FCM) + 5 min de recuperação	+ Bicicleta ergométrica: nível moderado 20 min (60 a 70% da FCM) + Elíptico: 15 min (60 a 70% da FCM) + 5 min de recuperação

Tabela 37.

3ª Semana

1° DIA *Fartleck* 80 a 90% da FCM	2° DIA Contínuo Extensivo 60 a 70% da FCM	3° DIA *Fartleck* 80 a 90% da FCM
+ Esteira: + 5 min de aquecimento 3 min de caminhada (vel de 5.0 a 6.0) 1 min de "trote" ou corrida (vel de 8.5 a 10.0) + Repetir dez vezes a série + 5 min de recuperação TOTAL: 50 min	+ Esteira: + 5 min de aquecimento 5 min de trote ou corrida (vel de 7.5 a 9.5) 5 min de caminhada ou trote (vel de 6.0 a 8.0) + Repetir quatro vezes a série + 5 min de recuperação TOTAL: 50 min	+ Bicicleta ergométrica: + 5 min de aquecimento Escolher um nível relativamente baixo de carga e defini-lo como nível recuperativo (nível R) 1 min no nível R de carga e 1 min em um nível acima Ex.: 1 min no nível 5 e 1 min no nível 6, retornando para o nível 5 e depois subindo para o nível 7, e assim sucessivamente TOTAL: 30 min
OBS.: aferir a velocidade de acordo com seu condicionamento físico.	OBS.: aferir a velocidade de acordo com seu condicionamento físico.	OBS.: sempre que estiver no nível R, girar em torno de 70 rpm. Quando estiver no nível acima, ficar em em torno de 100 rpm. Elevar o nível de acordo com seu condicionamento físico.

Tabela 38.

LEGENDA:

vel - velocidade
seg - segundos
FCM - frequência cardíaca máxima
min - minutos
inc - inclinação
trote - corrida de moderada a leve

4ª Semana

1° DIA Contínuo Extensivo 60 a 70% da FCM	2° DIA Contínuo Extensivo 60 a 70% da FCM	3° DIA Contínuo Extensivo 60 a 70% da FCM
+ Esteira: + 5 min de aquecimento 5 min de trote ou corrida (vel de 8.0 a 11.0) 10 min de caminhada ou trote (vel de 6.0 a 9.0) + Repetir três vezes a série + 5 min de recuperação TOTAL: 55 min	+ Esteira: + 5 min de aquecimento 10 min de trote ou corrida (vel de 7.5 a 9.5) 5 min de caminhada ou trote (vel. de 6.0 a 8.0) + Repetir três vezes a série + 5 min de recuperação TOTAL: 70 min	+ Esteira: + 5 min de aquecimento 10 min de trote ou corrida (vel de 7.5 a 9.5) 5 min de caminhada ou trote (vel de 6.0 a 8.0) + Repetir três vezes a série + 5 min de recuperação TOTAL: 55 min
OBS.: aferir a velocidade de acordo com seu condicionamento físico.	OBS.: aferir a velocidade de acordo com seu condicionamento físico.	OBS.: aferir a velocidade de acordo com seu condicionamento físico.

Tabela 39.

5ª Semana

1° DIA Contínuo Extensivo 60 a 70% da FCM	2° DIA *Fartleck* 80 a 90% da FCM	3° DIA
+ Esteira: + 5 min de aquecimento 10 min de trote ou corrida (vel de 8.5 a 11.0) 10 min de caminhada ou trote (vel de 6.0 a 9.0) + Repetir três vezes a série + 5 min de recuperação TOTAL: 70 min	+ Esteira: + 5 min de aquecimento 3 min andando (vel. de 6.0 a 6.5) 5 min de trote ou corrida (vel de 8.5 a 11.5) + Repetir seis vezes a série + 5 min de recuperação TOTAL: 58 min	+ Elíptico: nível moderado (60 a 70% da FCM) TOTAL: 45 min
OBS.: aferir a velocidade de acordo com seu condicionamento físico.	OBS.: aferir a velocidade de acordo com seu condicionamento físico.	OBS.: aferir a velocidade e carga de acordo com seu condicionamento físico.

Tabela 40.

6ª Semana

1º DIA Contínuo Extensivo 60 a 70% da FCM	2º DIA *Fartleck* 80 a 90% da FCM	3º DIA Contínuo Extensivo 60 a 70% da FCM
+ Esteira: + 5 min de aquecimento 45 min de corrida (vel de 8.0 a 10.0) + 5 min de recuperação TOTAL: 55 min	+ Bicicleta ergométrica: + 5 min de aquecimento Escolher um nível relativamente baixo de carga e defini-lo como nível recuperativo (nível R) 1 min no nível R de carga e 1 min em um nível acima Ex.: 1 min no nível 5 e 1 min no nível 6, retornando para o nível 5 e depois subindo para o nível 7, e assim sucessivamente TOTAL: 30 min	+ Esteira: + 5 min de aquecimento 45 min de corrida (vel de 8.0 a 11.0) + 5 min. de recuperação TOTAL: 55 min
OBS.: aferir a velocidade de acordo com seu condicionamento físico.	OBS.: sempre que estiver no nível R, girar em torno de 70 rpm. Quando estiver no nível acima, girar em torno de 100 rpm. Elevar o nível de acordo com seu condicionamento físico.	OBS.: aferir a velocidade de acordo com seu condicionamento físico.

Tabela 41.

7ª Semana

1º DIA Intervalado 70 a 80% da FCM	2º DIA *Fartleck* 80 a 90% da FCM	3º DIA
+ Esteira: + 5 min de aquecimento 1 min de "tiro" (vel de 9.5 a 15.0) 5 min de caminhada (vel de 5.0 a 5.5) + Repetir oito vezes a série + 5 min de recuperação TOTAL: 58 min	+ Elíptico: 45 min (nível de carga de leve a moderado; alterar dois níveis de carga) TOTAL: 45 min	+ Elíptico: nível moderado (60 a 70% da FCM) TOTAL: 45 min
OBS.: aferir a velocidade de acordo com seu condicionamento físico.	OBS.: aferir a velocidade e a carga de acordo com seu condicionamento físico.	OBS.: aferir a velocidade e a carga de acordo com seu condicionamento físico.

Tabela 42.

8ª Semana

1° DIA Contínuo Extensivo 60 a 70% da FCM	2° DIA *Fartleck* 80 a 90% da FCM	3° DIA
+ Esteira: + 5 min de aquecimento 10 min de trote ou corrida (vel de 8.5 a 11.0) 10 min de caminhada, trote ou corrida (vel de 6.0 a 9.0) + Repetir duas vezes a série + 5 min de recuperação TOTAL: 50 min	+ Esteira: + 5 min de aquecimento 3 min. andando (vel de 6.0 a 6.5) 5 min de trote ou corrida (vel de 8.5 a 11.5) + Repetir seis vezes a série + 5 min de recuperação TOTAL: 58 min	+ Elíptico: nível moderado (60 a 70% da FCM) + 5 min de recuperação TOTAL: 40 min
OBS.: aferir a velocidade de acordo com seu condicionamento físico.	OBS.: aferir a velocidade de acordo com seu condicionamento físico.	OBS.: aferir a velocidade e a carga de acordo com seu condicionamento físico.

Tabela 43.

9ª Semana

1° DIA Contínuo Extensivo 60 a 70% da FCM	2° DIA Contínuo Intensivo 70 a 80% da FCM	3° DIA Regenerativo 50 a 60% da FCM	4° DIA Rampa 85 a 95% da FCM
+ Esteira: + 5 min de aquecimento) 45 min de corrida (vel de 8.0 a 10.0) + 5 min de recuperação TOTAL: 55 min	+ Esteira: + 5 min de aquecimento 15 min de corrida (vel de 8.5 a 10.5) 15 min de corrida (vel. de 9.0 a 12.0) + 5 min de recuperação TOTAL: 40 min	+ Esteira: + 5 min de aquecimento 10 min de caminhada (vel de 6.0 a 6.4) + Bicicleta ergométrica: 20 min + Elíptico: 15 min (nível de carga de moderado a forte) TOTAL: 50 min	+ Esteira: + 5 min de aquecimento 10 min de corrida moderada (vel de 8.5 a 12.0) 20 min de trote (vel de 8.5 a 10.5 e inc 7%) 10 min de corrida moderada (vel de 8.5 a 10.0) + 5 min de recuperação TOTAL: 50 min
OBS.: aferir a velocidade de acordo com seu condicionamento físico.	OBS.: aferir a velocidade de acordo com seu condicionamento físico.	OBS.: aferir a velocidade e a carga de acordo com seu condicionamento físico.	OBS.: aferir a velocidade de acordo com seu condicionamento físico

Tabela 44.

10ª Semana

1° DIA Contínuo Extensivo 60 a 70% da FCM	2° DIA Contínuo Extensivo 60 a 70% da FCM	3° DIA Contínuo Intensivo 60 a 70% da FCM	4° DIA Contínuo Extensivo 60 a 70% da FCM
+ Esteira: + 5 min de aquecimento 45 min de corrida (vel de 8.0 a 12.0) + 5 min de recuperação TOTAL: 55 min	+ Esteira: + 5 min de aquecimento 20 min de corrida (vel de 8.5 a 10.5) 15 min de corrida (vel de 9.0 a 12.0) + 5 min de recuperação TOTAL: 45 min	+ Esteira: + 5 min de aquecimento 30 min de corrida (vel de 8.5 a 13.0) + 5 min de recuperação TOTAL: 40 min	+ Esteira: + 5 min de aquecimento + Elíptico: 40 min (nível de carga moderado) + 5 min de recuperação TOTAL: 50 min
OBS.: aferir a velocidade de acordo com seu condicionamento físico.	OBS.: aferir a velocidade de acordo com seu condicionamento físico.	OBS.: aferir a velocidade e a carga de acordo com seu condicionamento físico.	OBS.: aferir a velocidade de acordo com seu condicionamento físico.

Tabela 45.

11ª Semana

1° DIA Contínuo Intensivo 70 a 80% da FCM	2° DIA Contínuo Extensivo 60 a 70% da FCM	3° DIA Contínuo Intensivo 70 a 80% da FCM	4° DIA Regenerativo 50 a 60% da FCM
+ Esteira: + 5 min de aquecimento 45 min de corrida (vel de 9.0 a 14.0) + 5 min de recuperação TOTAL: 55 min	+ Esteira: + 5 min de aquecimento 20 min de corrida (vel de 7.5 a 11.5) 20 min de corrida (vel de 8.5 e 12.5) + 5 min de recuperação TOTAL: 50 min	+ Esteira: + 5 min de aquecimento 30 min de corrida (vel. de 8.5 a 13.0) + 5 min de recuperação TOTAL: 40 min	+ Esteira: + 5 min de aquecimento Elíptico: 40 min (nível de carga moderado) + 5 min de recuperação TOTAL: 50 min
OBS.: aferir a velocidade de acordo com seu condicionamento físico.	OBS.: aferir a velocidade de acordo com seu condicionamento físico.	OBS.: aferir a velocidade de acordo com seu condicionamento físico	OBS.: aferir a velocidade de acordo com seu condicionamento físico

Tabela 46.

12ª Semana

1° DIA Contínuo Extensivo 60 a 70% da FCM	2° DIA *Fartleck* 80 a 90% da FCM	3° DIA Contínuo Extensivo 60 a 70% da FCM
+ Esteira: + 5 min de aquecimento 50 min de corrida (vel de 8.0 a 12.0) + 5 min de recuperação TOTAL: 60 min	+ Bicicleta ergométrica: + 5 min de aquecimento Escolher um nível relativamente baixo de carga e defini-lo como nível recuperativo (nível R) 1 min no nível R de carga e 1 min em um nível acima Ex.: 1 min no nível 5 e 1 min no nível 6, retornando para o nível 5 e depois subindo para o nível 7, e assim sucessivamente TOTAL: 30 min	+ Esteira: + 5 min de aquecimento 45 min de corrida (vel de 7.0 a 12.0) + 5 min de recuperação TOTAL: 55 min
OBS.: aferir a velocidade de acordo com seu condicionamento físico.	OBS.: sempre que estiver no nível R, girar em torno de 70 rpm. Quando estiver no nível acima, ficar em torno de 100 rpm. Elevar o nível de acordo com seu condicionamento físico.	OBS.: aferir a velocidade de acordo com seu condicionamento físico.

Tabela 47.

13ª Semana

1° DIA Contínuo Extensivo 60 a 70% da FCM	2° DIA *Fartleck* 80 a 90% da FCM	3° DIA Regenerativo 50 a 60% da FCM
+ Esteira: + 5 min de aquecimento 10 min de corrida moderada (vel. de 9.0 a 11.0) 10 min de corrida forte (vel de 9.5 a 12.5) + Repetir três vezes a série + 5 min de recuperação TOTAL: 70 min	+ Esteira: + 5 min de aquecimento 3 min de trote (vel de 8.5 a 10.5) 5 min de corrida forte (vel de 9.5 a 14.5) + Repetir seis vezes a série + 5 min de recuperação TOTAL: 58 min	+ Elíptico: 40 min (nível de carga moderado) + 5 min de recuperação TOTAL: 45 min
OBS.: aferir a velocidade de acordo com seu condicionamento físico.	OBS.: aferir a velocidade de acordo com seu condicionamento físico.	OBS.: aferir a velocidade e a carga de acordo com seu condicionamento físico.

Tabela 48.

14ª Semana

1º DIA Intervalado 85 a 95% da FCM	2º DIA *Fartleck* 80 a 90% da FCM	3º DIA Contínuo Extensivo 60 a 70% da FCM
+ Esteira: + 5 min de aquecimento 1 min de "tiro" (vel de 9.5 a 17.0) 3 min de caminhada (vel de 5.0 a 6.5) + Repetir oito vezes a série + 5 min de recuperação TOTAL: 42 min	+ Elíptico: 40 min (nível de carga moderado; alterar dois níveis de carga) + 5 min de recuperação TOTAL: 45 min	+ Esteira: + 5 min de aquecimento 50 min de corrida (vel de 8.0 a 12.0) + 5 min de recuperação TOTAL: 60 min
OBS.: aferir a velocidade de acordo com seu condicionamento físico.	OBS.: aferir a velocidade e a carga de acordo com seu condicionamento físico.	OBS.: aferir a velocidade de acordo com seu condicionamento físico.

Tabela 49.

15ª Semana

1º DIA Contínuo Extensivo 60 a 70% da FCM	2º DIA Contínuo Extensivo 60 a 70% da FCM	3º DIA Contínuo Extensivo 60 a 70% da FCM	4º DIA Contínuo Extensivo 60 a 70% da FCM
+ Esteira: + 5 min de aquecimento 30 min de corrida (vel de 8.8 a 14.0) + 5 min de recuperação TOTAL: 40 min	+ Esteira: + 5 min de aquecimento 40 min de corrida (vel de 9.0 a 12.0) + 5 min de recuperação TOTAL: 50 min	+ Esteira: + 5 min de aquecimento 50 min de corrida (vel. de 8.5 a 13.5) + 5 min de recuperação TOTAL: 60 min	+ Esteira: + 5 min de aquecimento 60 min de corrida (vel de 8.0 a 12.5) + 5 min de recuperação TOTAL: 70 min
OBS.: aferir a velocidade de acordo com seu condicionamento físico.	OBS.: aferir a velocidade de acordo com seu condicionamento físico.	OBS.: aferir a velocidade de acordo com seu condicionamento físico	OBS.: aferir a velocidade de acordo com seu condicionamento físico

Tabela 50.

16ª Semana

1° DIA Contínuo Extensivo 60 a 70% da FCM	2° DIA Contínuo Extensivo 60 a 70% da FCM	3° DIA Contínuo Extensivo 60 a 70% da FCM	4° DIA Contínuo Extensivo 60 a 70% da FCM
+ Esteira: + 5 min de aquecimento 45 min de corrida (vel de 8.5 a 11.0) + 5 min de recuperação TOTAL: 55 min OBS.: aferir a velocidade de acordo com seu condicionamento físico.	+ Esteira: + 5 min de aquecimento 45 min de corrida (vel de 8.0 a 12.5) + 5 min de recuperação TOTAL: 55 min OBS.: aferir a velocidade de acordo com seu condicionamento físico.	+ Esteira: + 5 min de aquecimento 30 min de corrida (vel de 8.0 a 13.5) + 5 min de recuperação TOTAL: 40 min OBS.: aferir a velocidade de acordo com seu condicionamento físico.	+ Esteira: + 5 min de aquecimento 30 min de corrida (vel de 8.5 a 13.5) + 5 min de recuperação TOTAL: 40 min OBS.: aferir a velocidade de acordo com seu condicionamento físico.

Tabela 51.

Pernas e glúteos

Pernas e glúteos fazem parte de um território minado. A natureza é cruel com as mulheres. Os hormônios femininos ajudam na proliferação das detestáveis e arrepiantes celulites, aquela gordurinha acumulada sob a derme que transforma a pele em uma casca de laranja. E o que dizer da retaguarda, então? Celebrado como "preferência nacional", o bumbum é causa de muita dor de cabeça para a mulherada. Quem não tem sofre. Quem tem sofre também, porque ele cai, fica flácido, e é a "moradia" preferida das estrias e da celulite.

Mas a boa notícia é que os glúteos, músculos fortões que seguram o *tchan*, podem ser exercitados com muita ênfase e respondem muito bem. O bumbum reage e endurece! Até a celulite, veja só, diminui na medida em que a gordura corporal se reduz.

Confira a agenda montada pelas consultoras deste *Treino para mulheres* e descubra como conquistar pernas torneadas e um bumbum digno de elogios. Fé, minha linda, você vai chegar lá!

Trabalhar 70% da carga devido ao ciclo menstrual.

QUADRÍCEPS	FASE: INICIAL	DUAS SÉRIES DE 20 REPETIÇÕES
Cadeira extensora		
Leg press horizontal		
Agachamento		

Tabela 52.

SEMANA 1	FASE: INICIAL	DUAS SÉRIES DE 20 REPETIÇÕES
EXERCÍCIOS:		**Dia de treino: segunda após o treino de quadríceps**
Hack squat pliê		
Leg press horizontal unilateral		
Cadeira abdutora		

Tabela 53.

POSTERIOR	FASE: INICIAL	DUAS SÉRIES DE 20 REPETIÇÕES
Mesa flexora		
Cadeira flexora		
Cadeira flexora vertical		

Tabela 54.

SEMANA 1	FASE: INICIAL	DUAS SÉRIES DE 20 REPETIÇÕES
EXERCÍCIOS:		**Dia de treino: quarta antes do treino de posterior**
Subida no banco		
Glúteo com caneleira		
Elevação de quadril		

Tabela 55.

Somente o seu treino de glúteos! De sexta-feira!

SEMANA 1	FASE: INICIAL	DUAS SÉRIES DE 20 REPETIÇÕES
EXERCICIOS:		**Dia de treino: sexta somente glúteos**
Glúteos no *cross over* + elevação de quadril na *fitball*		
Glúteos com caneleira em perna flexionada + cadeira abdutora		
Glúteos com caneleira + subida no banco		

QUADRÍCEPS	FASE: INICIAL	TRÊS SÉRIES DE 20 REPETIÇÕES
Igual ao anterior		

Tabela 56.

Trabalhar 70% da carga devido ao ciclo menstrual.

SEMANA 2	FASE: INICIAL	TRÊS SÉRIES DE 20 REPETIÇÕES
EXERCÍCIOS:		**Dia de treino: segunda após o treino de quadríceps**
Hack squat pliê		
Leg press horizontal unilateral		
Cadeira abdutora		

POSTERIOR	FASE: INICIAL	TRÊS SÉRIES DE 20 REPETIÇÕES
Igual ao anterior		

Tabela 57.

SEMANA 2	FASE: INICIAL	TRÊS SÉRIES DE 20 REPETIÇÕES
EXERCÍCIOS:		**Dia de treino: quarta antes do treino de posterior**
Subida no banco		
Glúteos com caneleira em perna flexionada		
Elevação de quadril		

Tabela 58.

SEMANA 2	FASE: INICIAL	DUAS SÉRIES DE 20 REPETIÇÕES
EXERCÍCIOS:		**Dia de treino: sexta somente glúteo**
Glúteos no *cross over* + elevação de quadril na *fitball*		
Glúteos com caneleira em perna flexionada + cadeira abdutora		
Glúteos com caneleira + subida no banco		

Tabela 59.

Trabalhar 70% da carga devido ao ciclo menstrual.

SEMANA 3	FASE: INICIAL	TRÊS SÉRIES DE 15 REPETIÇÕES
Cadeira extensora		
Agachamento		
Hack squat pliê		
Leg press horizontal		

Tabela 60.

SEMANA 3	FASE: INICIAL	TRÊS SÉRIES DE 15 REPETIÇÕES
EXERCÍCIOS:		**Dia de treino: segunda após o treino de quadríceps**
Subida no banco com barra		
Leg press unilateral		
Glúteos no *deep chin*		
Cadeira abdutora		

Tabela 61.

SEMANA 3	FASE: INICIAL	TRÊS SÉRIES DE 15 REPETIÇÕES
EXERCÍCIOS:		**Dia de treino: quarta antes do treino de posterior**
Avanço reverso no *Smith*		
Elevação de quadril		
Glúteos no *cross over*		
Abdução com caneleira		

Tabela 62.

SEMANA 3	FASE: INICIAL	TRÊS SÉRIES DE 15 REPETIÇÕES
Mesa flexora		
Stiff		
Cadeira flexora vertical		
Cadeira flexora		

Tabela 63.

Somente o seu treino de glúteos!

SEMANA 3	FASE: INICIAL	TRÊS SÉRIES DE 15 REPETIÇÕES
EXERCÍCIOS:		Dia de treino: sexta somente glúteos
Glúteos com caneleira + abdução com caneleira		
Leg unilateral + elevação de quadril		
Glúteos no *deep chin* + cadeira abdutora		
Subida no banco com barra + avanço reverso no *Smith*		

Tabela 64.

Trabalhar 40% da carga devido ao ciclo menstrual.

SEMANA 4	FASE: INICIAL	QUATRO SÉRIES DE 12 REPETIÇÕES
Agachamento		
Hack squat pliê		
Leg press 45		
Cadeira extensora		

Tabela 65.

SEMANA 4	FASE: INICIAL	QUATRO SÉRIES DE 12 REPETIÇÕES
EXERCÍCIOS:		Dia de treino: segunda após o treino de quadríceps
Avanço reverso no *Smith*		
Glúteos com caneleira + elevação de quadril		
Subida no banco com barra		

Tabela 66.

SEMANA 4	FASE: INICIAL	QUATRO SÉRIES DE 12 REPETIÇÕES
EXERCÍCIOS:		**Dia de treino: quarta antes do treino de posterior**
Glúteos no *cross over*		
Subida no banco com barra		
Glúteos com caneleira		

SEMANA 4	FASE: INICIAL	QUATRO SÉRIES DE 12 REPETIÇÕES
Stiff		
Mesa flexora		
Cadeira flexora		
Gêmeos horizontal		

Tabela 67.

SEMANA 4	FASE: INICIAL	QUATRO SÉRIES DE 12 REPETIÇÕES
EXERCÍCIOS:		**Dia de treino: sexta somente glúteos**
Avanço reverso no *Smith* + cadeira abdutora		
Glúteos no *deep chin*		
Leg unilateral + elevação quadril na *fitball*		

Tabela 68.

Braços e costas

Alguém aí falou em braços de Madonna? Nem precisa chegar a tanto, né? Manter firme o músculo do "tchau" já seria a glória. E eliminar aquela maldita gordurinha do sutiã? Para quem ainda acha que isso não é possível, recomendo que olhe novamente as fotos de "antes" e "depois" da Fernanda. Ela conseguiu. Conquistou uma musculatura rígida. E pode até dar tchauzinho na praia, de biquíni, a poderosa! Se ela pode, você também pode. Pense bem... depende somente de VOCÊ!

A rotina de exercícios apresentada a seguir vai deixar você com bíceps, tríceps e costas de causar inveja na vizinha! Fernanda que o diga! Sim, ela conquistou muitas amigas na academia, mas isso não a impediu de ser "secada" pelas outras. Toda mulher que se dispõe a fazer uma transformação corporal, em algum momento vai acabar ouvindo alguma maldadezinha. "O que você está tomando?" costuma ser a pergunta preferida. Bró indica uma resposta pronta: "Vergonha na cara, cinco vezes por semana!". É só isso que falta: coragem para encarar o desafio. Está aí ainda? Levante-se e se jogue na malhação.

ADAPTAÇÃO 1

Duas semanas, com treinos às terças e às quintas (duas vezes na semana, 1 minuto de intervalo):

- Crucifixo *machine* – duas séries de 15 min
- Rosca direta cabo – duas séries de 15 min
- *Pulley* frente – duas séries de 15 min
- Tríceps cabo – duas séries de 15 min
- Desenvolvimento *dumbell* sentado – duas séries de 15 min
- Elevação lateral – duas séries de 15 min

ADAPTAÇÃO 2

Três semanas, com treinos às terças e às quintas (duas vezes na semana, 1 minuto de intervalo):

- *Dumbell press* – duas séries de 15 min – combinado com rosca direta cabo – duas séries de 15 min
- Crucifixo *machine* – duas séries de 15 min – combinado com rosca *Scott* – duas séries de 15 min
- *Pulley* frente – duas séries de 15 min – combinado com tríceps *Scott* – duas séries de 15 min
- Remada sentada – duas séries de 15 min – combinada com tríceps cabo – duas séries de 15 min
- Crucifixo inverso – duas séries de 15 min

TREINO INTERMEDIÁRIO

Três semanas, com treinos às terças e às quintas (duas vezes na semana, 45 segundos de intervalo):

- Supino regular livre – três séries de 12 min – combinado com rosca direta halteres – três séries de 12 min
- Crucifixo *machine* – três séries de 12 min – combinado com rosca direta cabo – três séries de 12 min
- Graviton – três séries de 12 min – combinado com tríceps *pulley* – três séries de 12 min
- Remada cavalinho cabo – três séries de 12 min – combinada com tríceps *Scott* – três séries de 12 min
- Elevação lateral *dumbell* – três séries de 12 min
- Desenvolvimento aparelho – três séries de 12 min

TREINO AVANÇADO 1

Três semanas, com treinos às terças e às quintas (duas vezes na semana, 1 minuto de intervalo, aumento de carga na última série):

- Crucifixo *machine* – três séries de 12/12/10 min
- *Dumbell press* – três séries de 12/12/10 min
- Graviton – três séries de 12/12/10 min
- Remada cavalinho – três séries de 12/12/10 min
- Desenvolvimento aparelho – três séries de 12/12/10 min
- Elevação lateral – três séries de 12/12/10 min
- Rosca direta cabo – três séries de 12/12/10 min
- Rosca *Scott* – três séries de 12/12/10 min
- Tríceps *Scott* – três séries de 12/12/10 min
- Tríceps *pulley* – três séries de 12/12/10 min

TREINO AVANÇADO 2

Quatro semanas finais, com treinos às terças e às quintas (duas vezes na semana, 1 minuto de intervalo, aumento da carga):

- Supino *machine* – quatro séries de 8 min – combinado com crucifixo *machine* – quatro séries de15 min
- Remada sentada – quatro séries de 8 min – combinada com *pulley* frente – quatro séries de 15 min
- Desenvolvimento *dumbell* – quatro séries de 8 min – combinado com crucifixo inverso – quatro séries de 15 min
- Rosca direta cabo – quatro séries de 10 + 10 min (diminuir 30% da carga) – combinada com tríceps *pulley* – quatro séries de 10 + 10 min (diminuir 30% da carga)

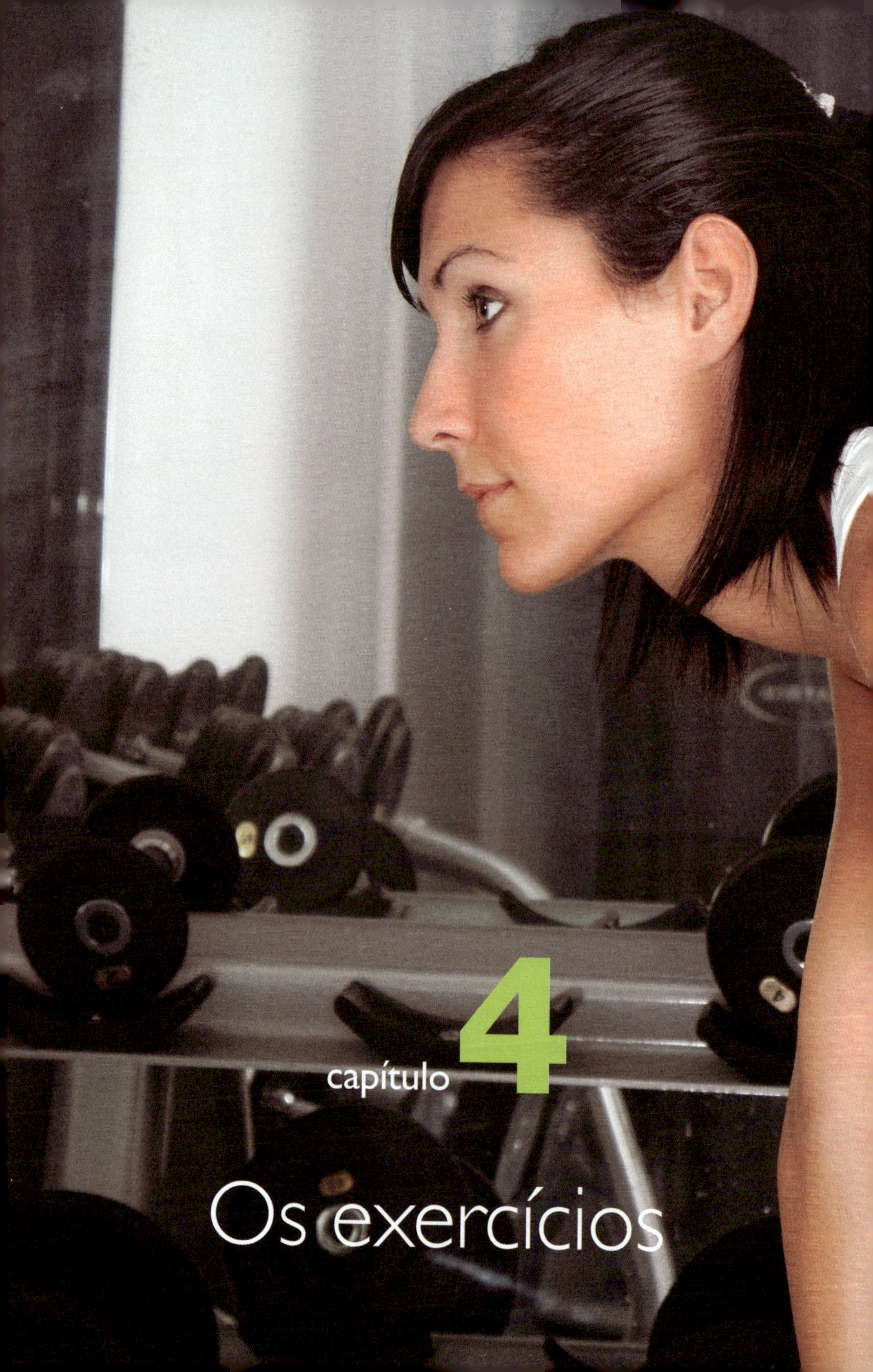

capítulo 4

Os exercícios

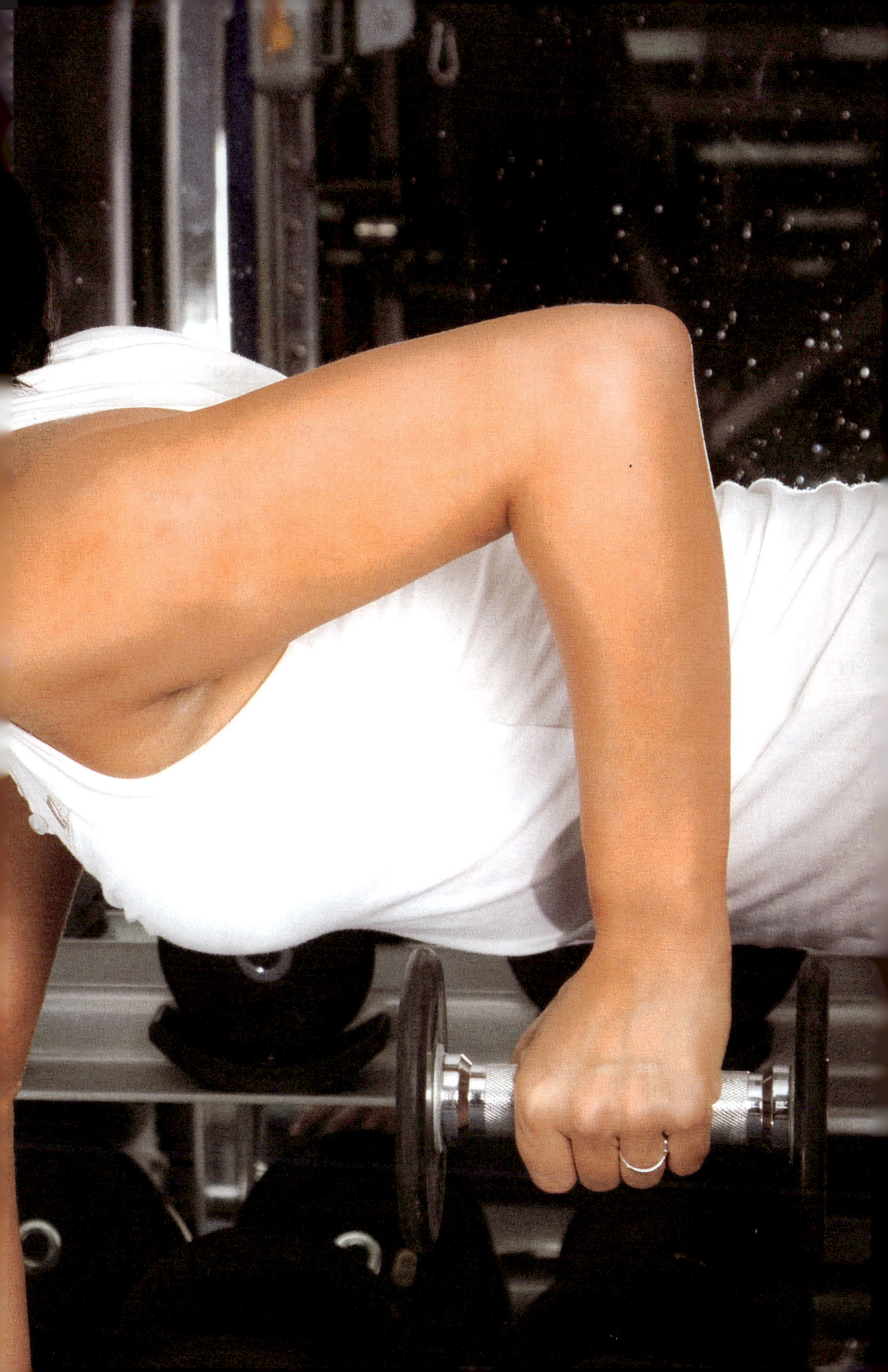

Exercícios de tronco

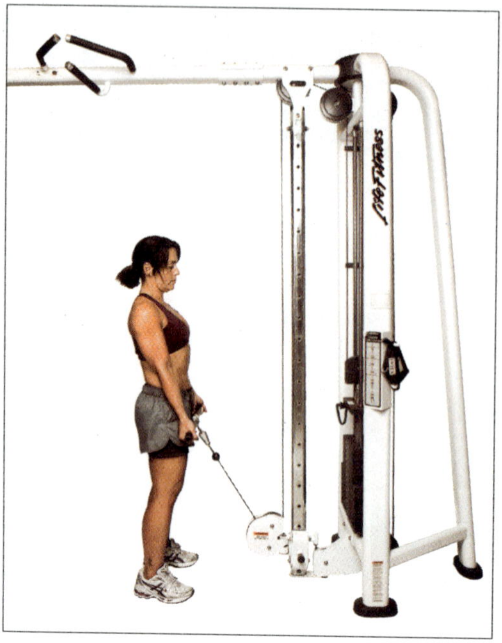

Flexão dos cotovelos com polia baixa, em supinação

Em pé, de frente para o aparelho, segurar a barra com as palmas das mãos voltadas para cima e realizar uma flexão dos cotovelos.

Bíceps
Rosca direta no *crossover*

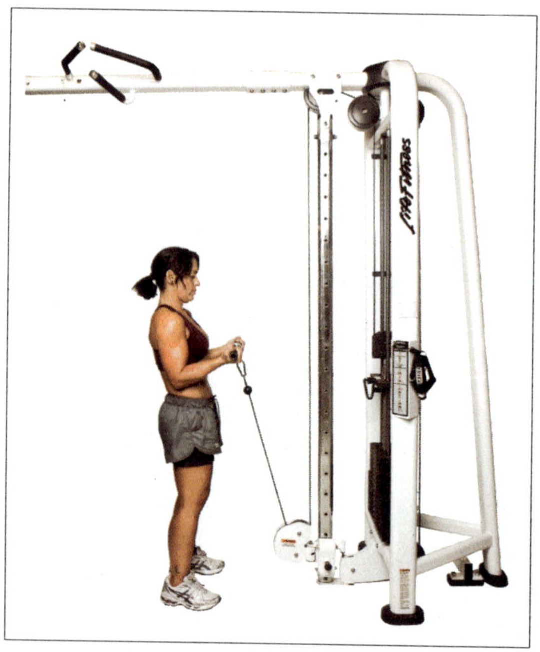

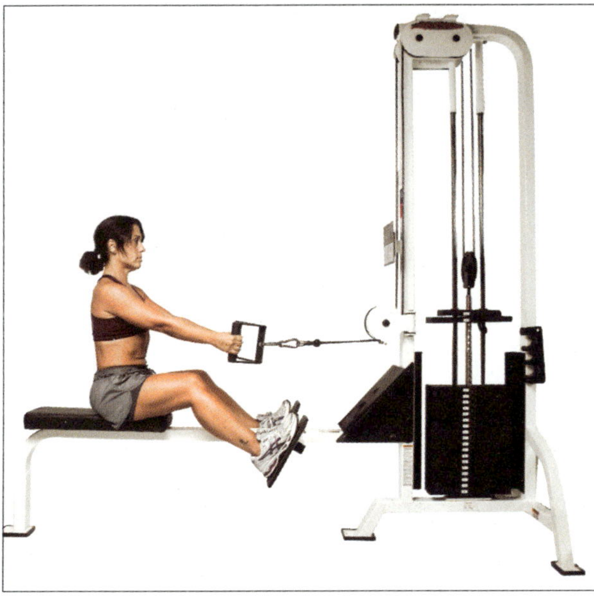

Puxada com polia baixa com as mãos juntas e em semipronação

Sentada, de frente para o aparelho, com os pés sobre os apoios e o tronco flexionado em 90°. Levar o puxador até o peito, puxando os cotovelos para trás o mais distante possível.

Costas
Remada sentada

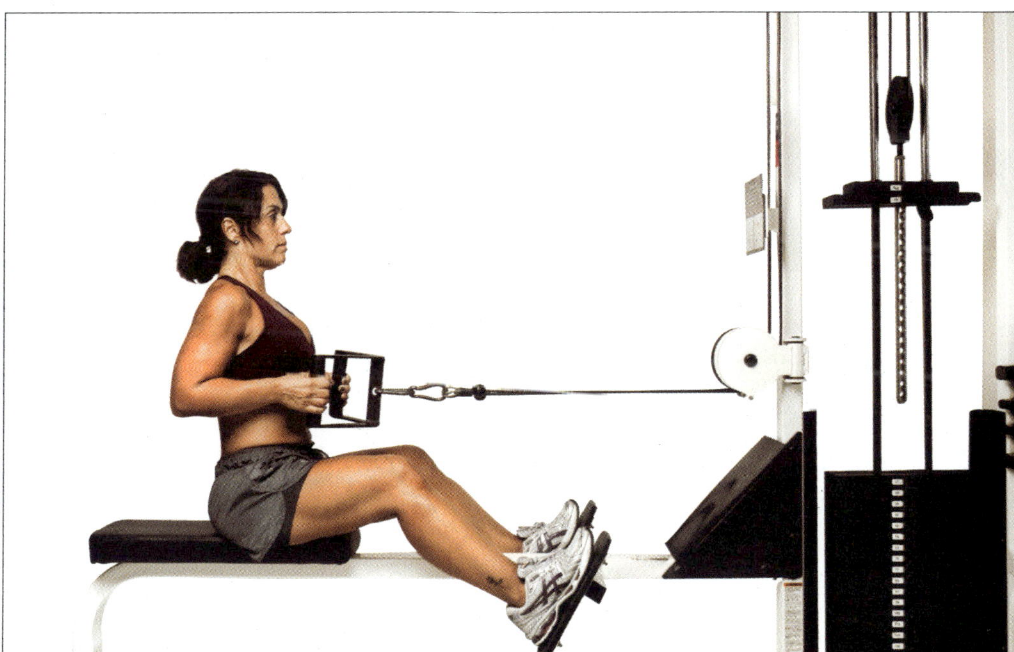

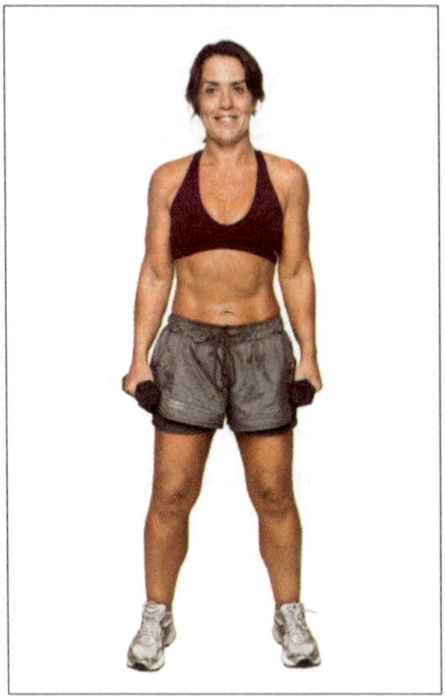

Elevação lateral dos membros superiores com halteres

Em pé, com as pernas ligeiramente afastadas, as costas bem eretas, os braços ao longo do corpo e um haltere em cada mão, elevar os braços até a horizontal, com os cotovelos um pouco flexionados. Retornar à posição inicial.

Ombros
Elevação lateral

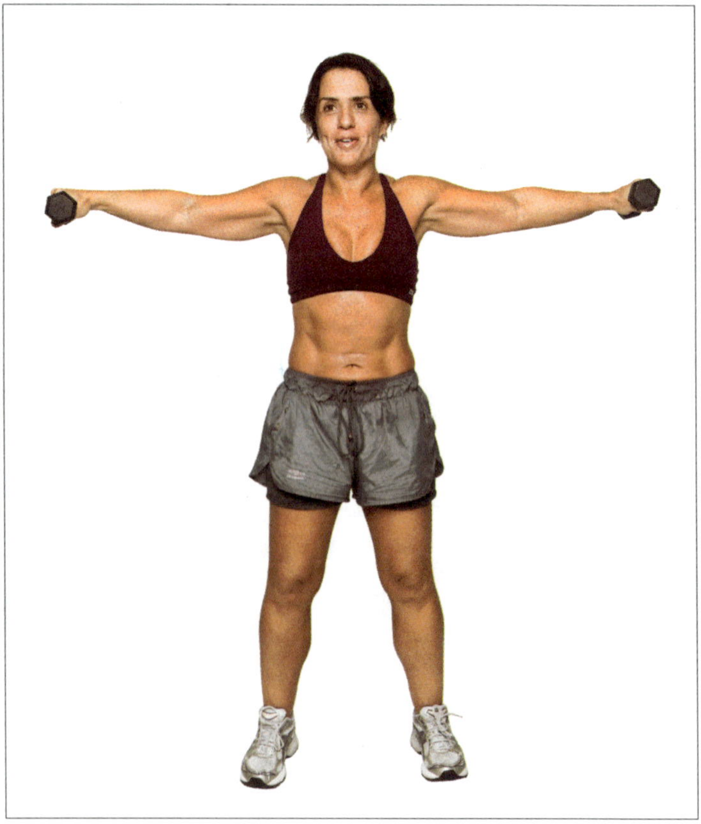

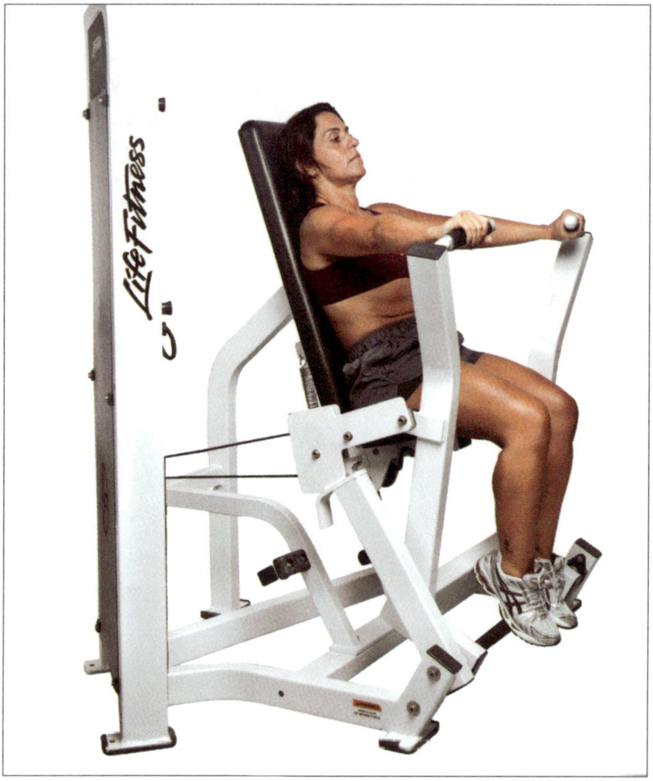

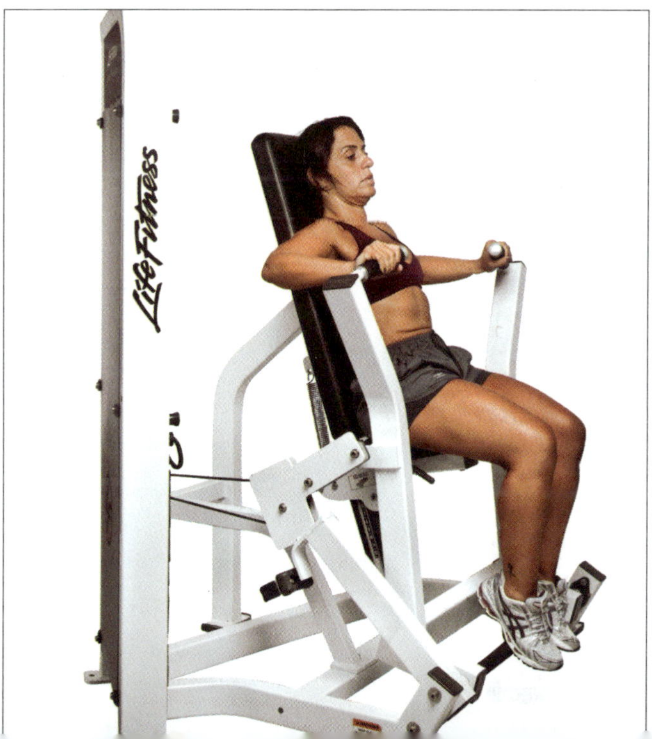

Supino com aparelho específico

Sentada no aparelho, segurando os puxadores, efetuar uma extensão dos cotovelos.

Peito
Supino sentado

Tríceps com polia alta, em pronação

Em pé, de frente para o aparelho, com as mãos sobre a barra e os braços ao longo do corpo, realizar uma extensão dos cotovelos.

Tríceps
Tríceps no *cross over*

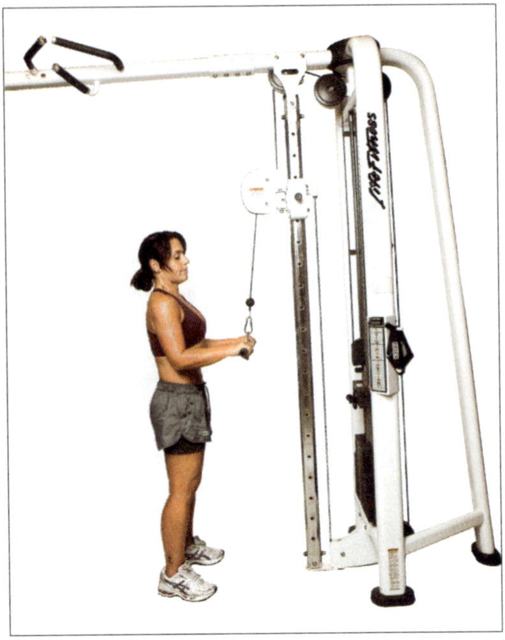

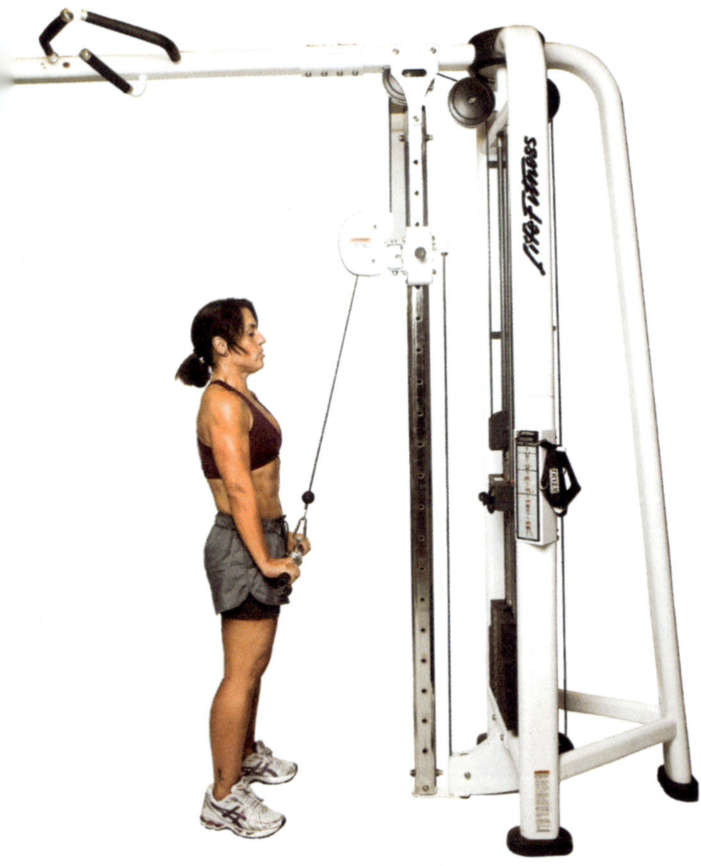

Posterior dos ombros com aparelho específico

Sentada de frente para o aparelho, com o tronco apoiado sobre o encosto, com os membros superiores à frente e as mãos segurando os puxadores, abduzir horizontalmente os ombros.

Posterior dos ombros
Crucifixo inverso

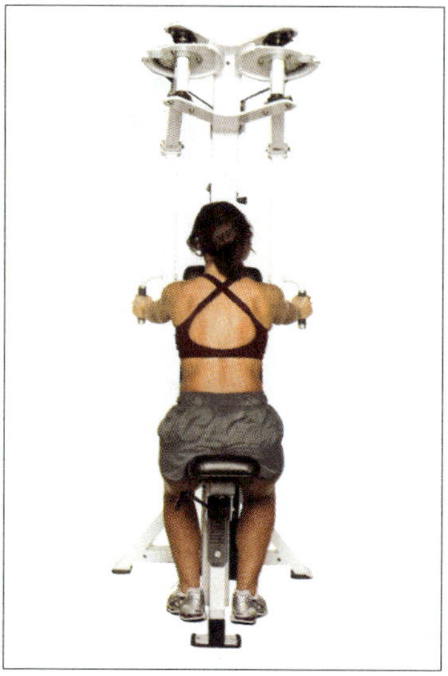

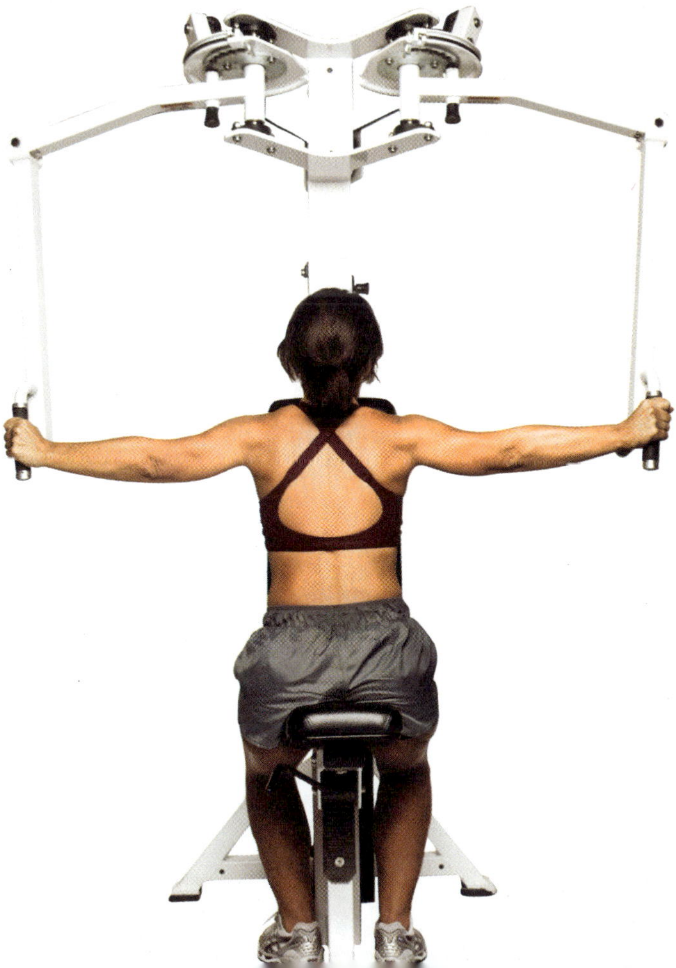

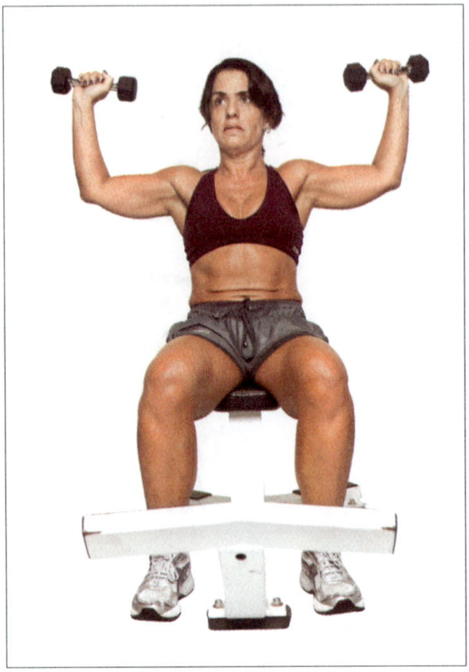

Desenvolvimento com halteres

Sentada sobre um banco, com as costas bem eretas e halteres no nível dos ombros sustentados pelas mãos em pronação, abduzir os ombros até estender os cotovelos.

Anterior dos ombros
Desenvolvimento anterior

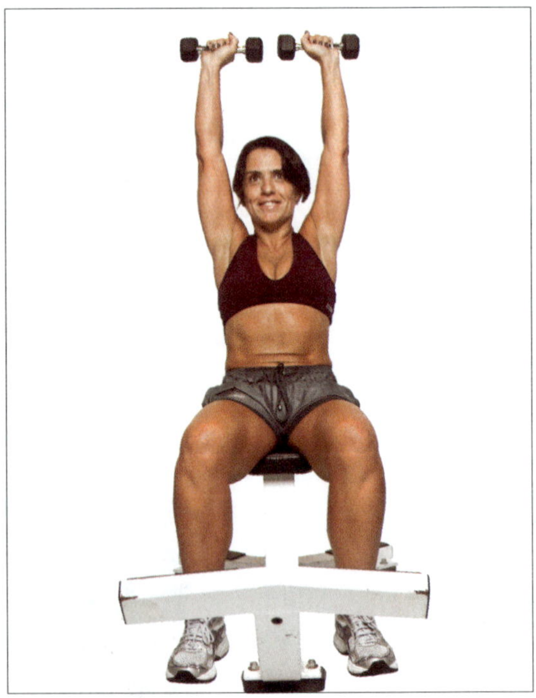

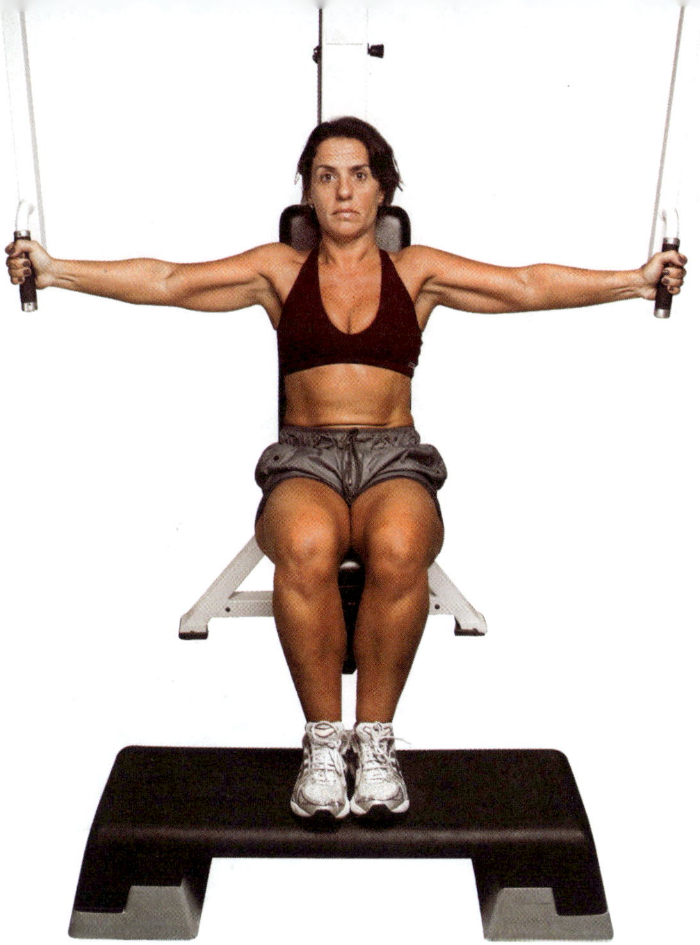

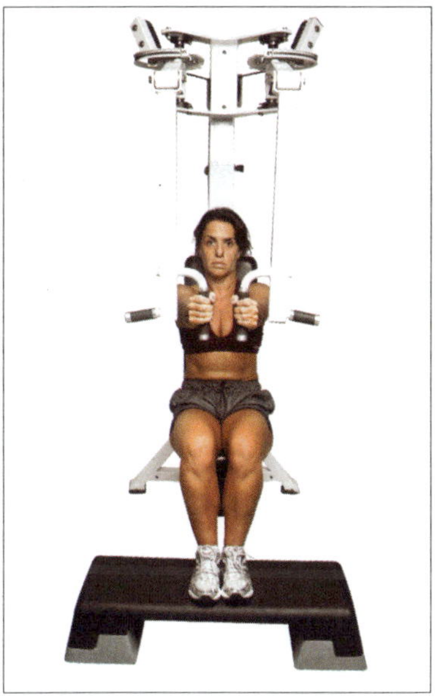

Flexão/adução horizontal de ombros com aparelho específico

Sentada no aparelho, com os membros superiores afastados em posição horizontal e as mãos nos puxadores, aproximar os membros superiores o máximo possível.

Peito
Crucifixo

Puxada nas costas com polia alta

Sentada de frente para o aparelho, com os membros inferiores apoiados e as mãos bem afastadas segurando a barra em pronação, puxar a barra até a nuca, levando os cotovelos para trás.

Costas
Pulley posterior

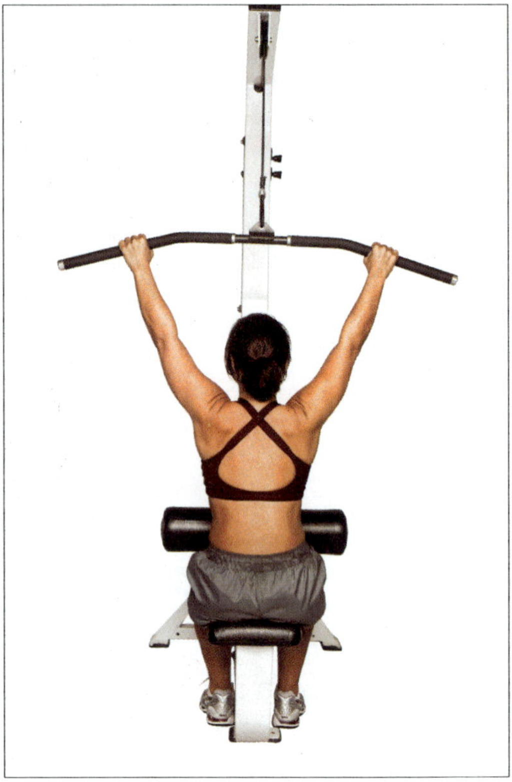

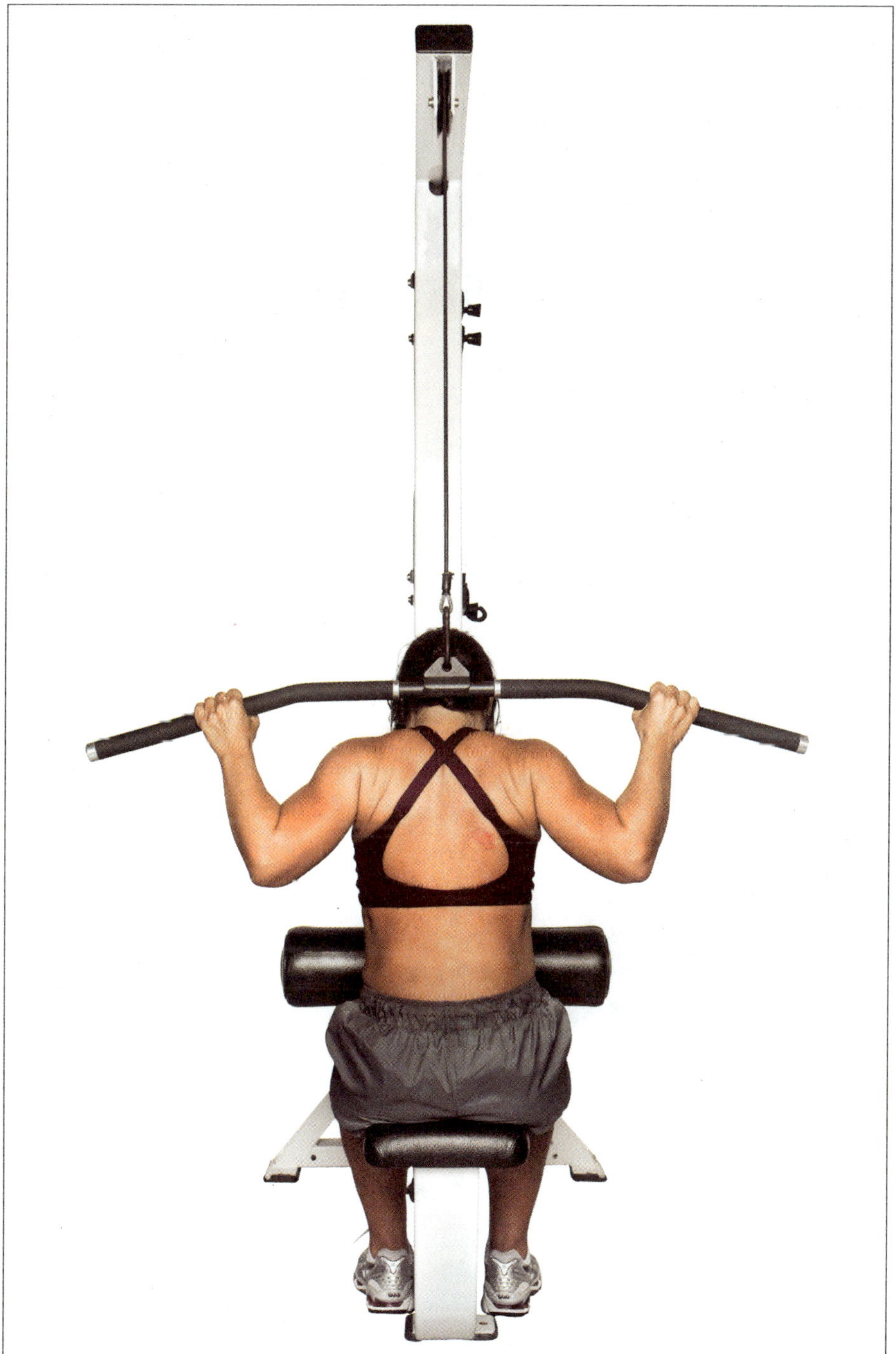

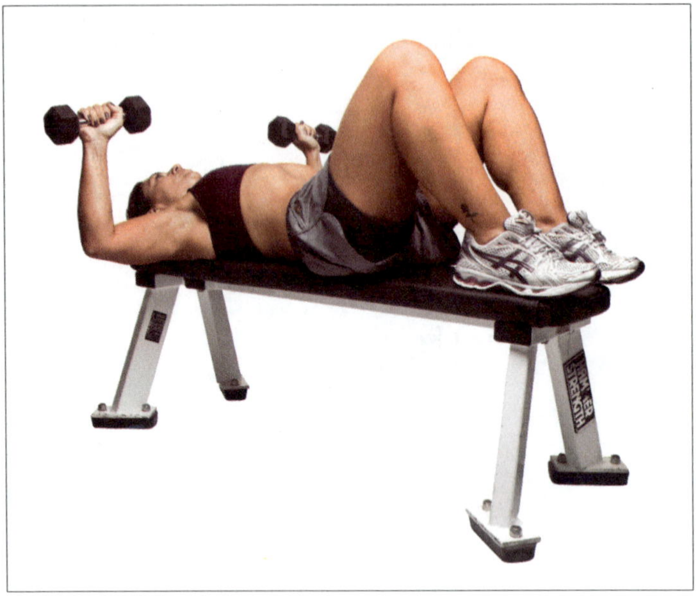

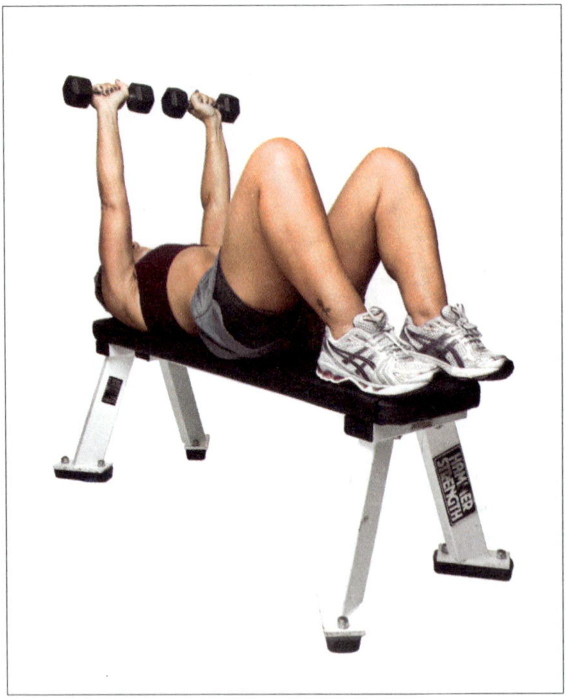

Flexão/adução horizontal dos ombros, com halteres

Deitada sobre um banco, com as mãos segurando halteres e os membros superiores flexionados horizontalmente, estender os braços para cima e retornar à posição inicial.

Peito
Dumbell press

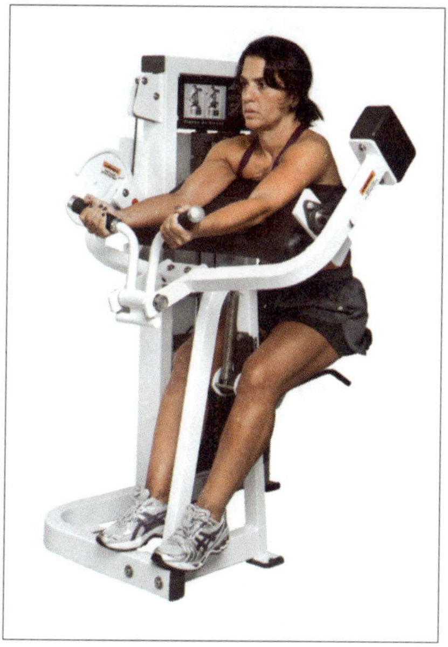

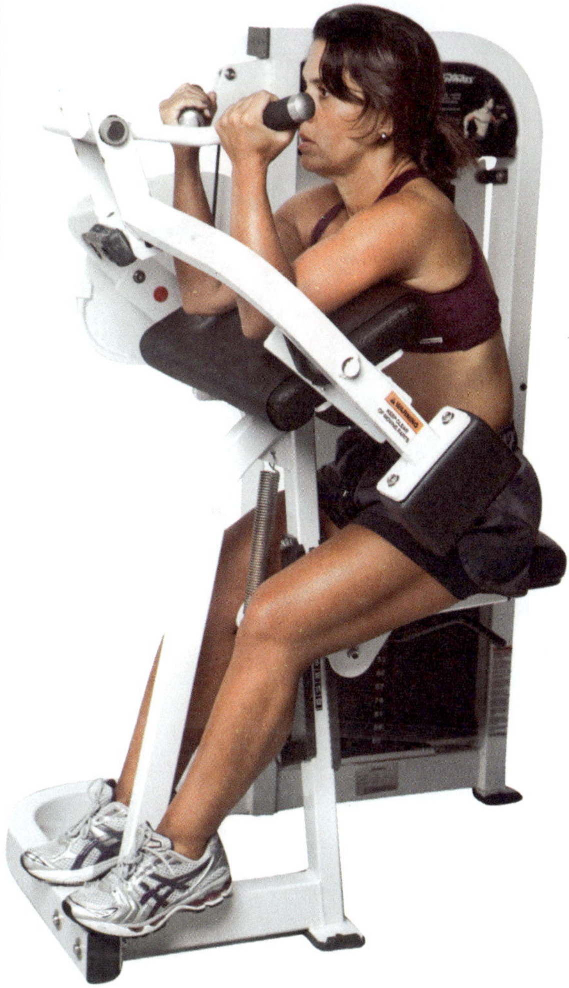

Bíceps com aparelho *Larry Scott*

Sentada no aparelho, com a barra segura pelas mãos em supinação, os membros superiores na horizontal e os cotovelos repousando sobre o apoio, flexionar os braços e retornar à posição inicial.

Bíceps
Rosca *Scott*

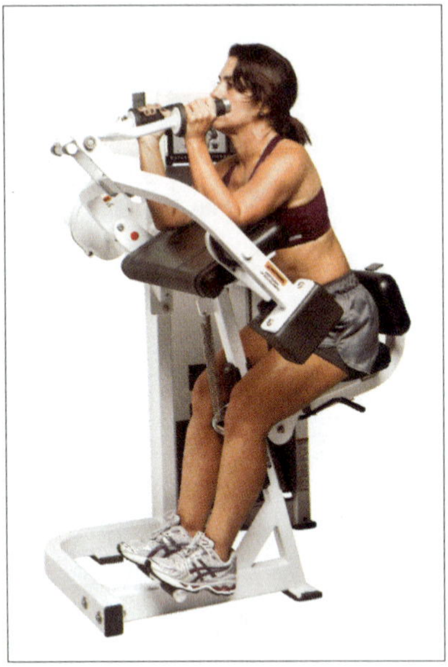

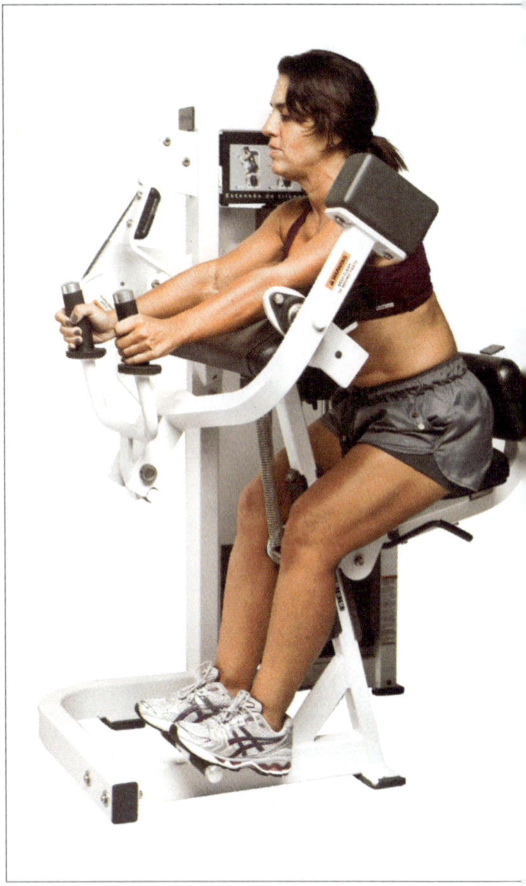

Tríceps com aparelho *Larry Scott*

Sentada no aparelho, com os pegadores seguros pelas mãos em supinação, os membros superiores na horizontal e os cotovelos repousando sobre o apoio, estender os braços e retornar à posição inicial.

Tríceps
Tríceps *Scott*

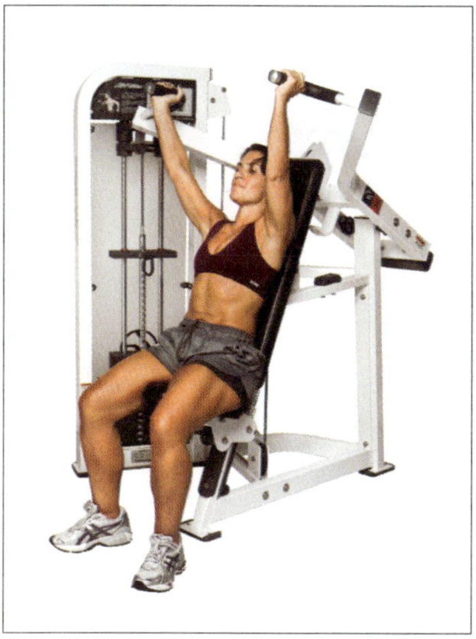

Desenvolvimento em aparelho específico

Sentada no aparelho, com as mãos segurando os puxadores em semipronação, abduzir os ombros até estender os cotovelos.

Anterior dos ombros
Desenvolvimento anterior no aparelho

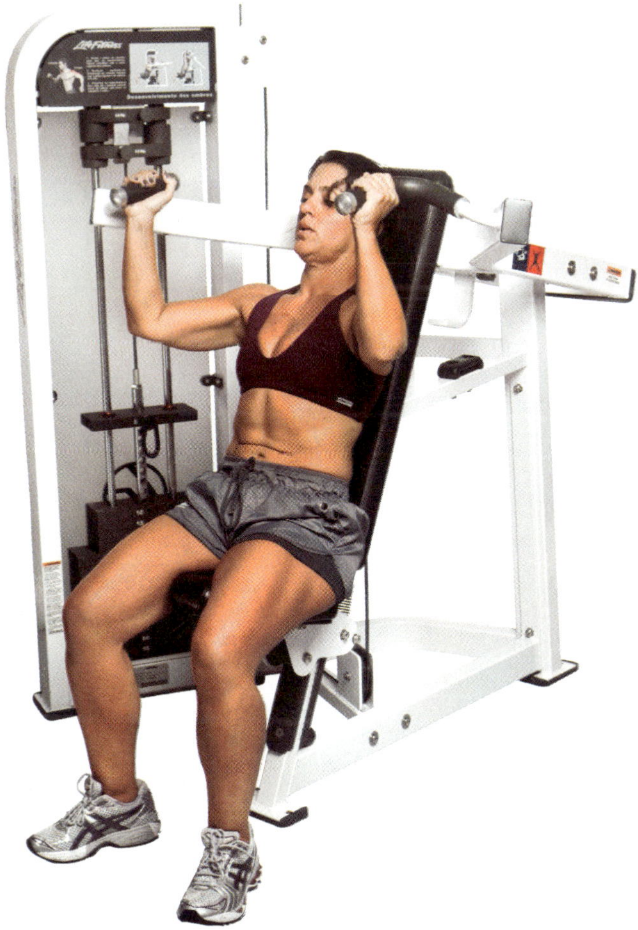

Puxada na polia baixa em pé

Em pé, com os joelhos levemente flexionados, as costas bem eretas e o tronco inclinado a 45°, levar o triângulo em semipronação até o peito.

Costas
Remada cavalinho

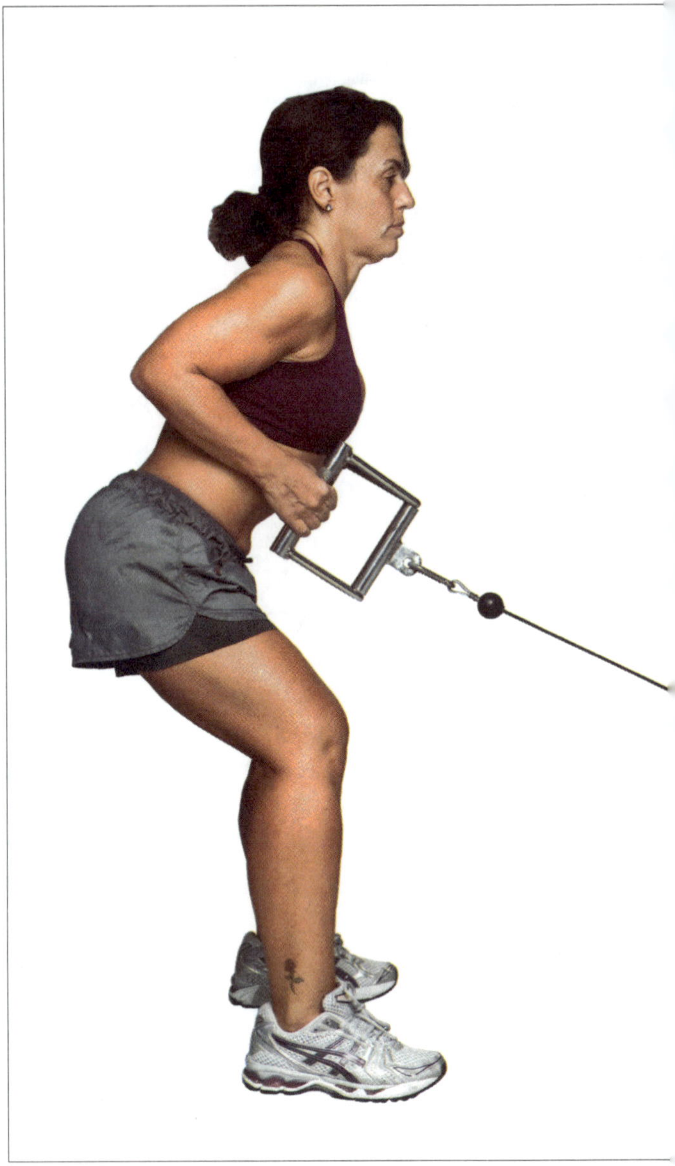

Flexão dos cotovelos com barra "W", em supinação

Em pé, com as costas bem eretas, segurando a barra em supinação com afastamento um pouco superior à largura dos ombros, flexionar os cotovelos aproximando a barra da altura dos ombros.

Bíceps
Rosca direta com barra "W"

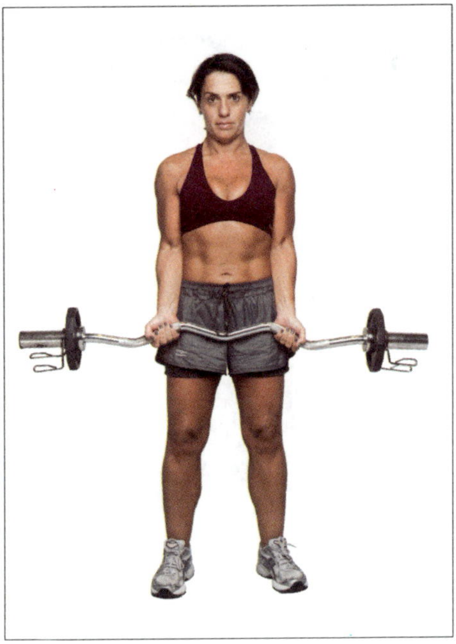

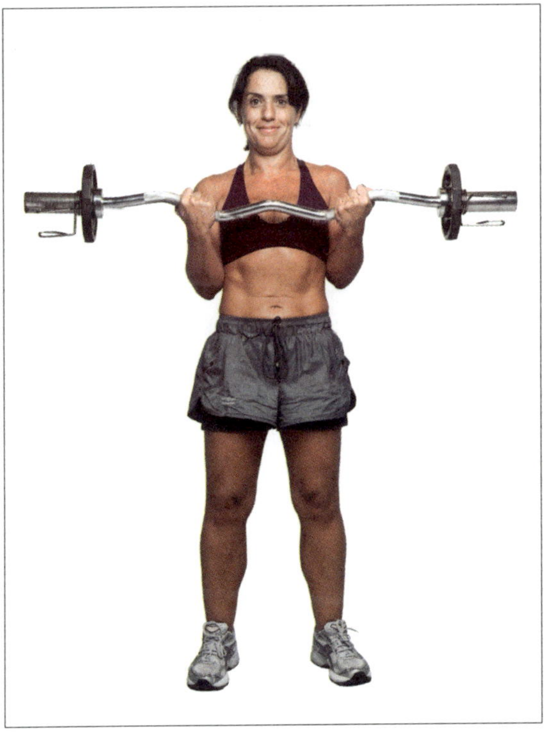

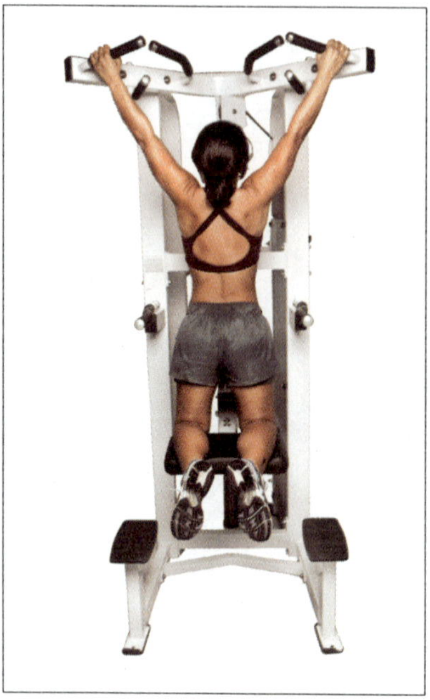

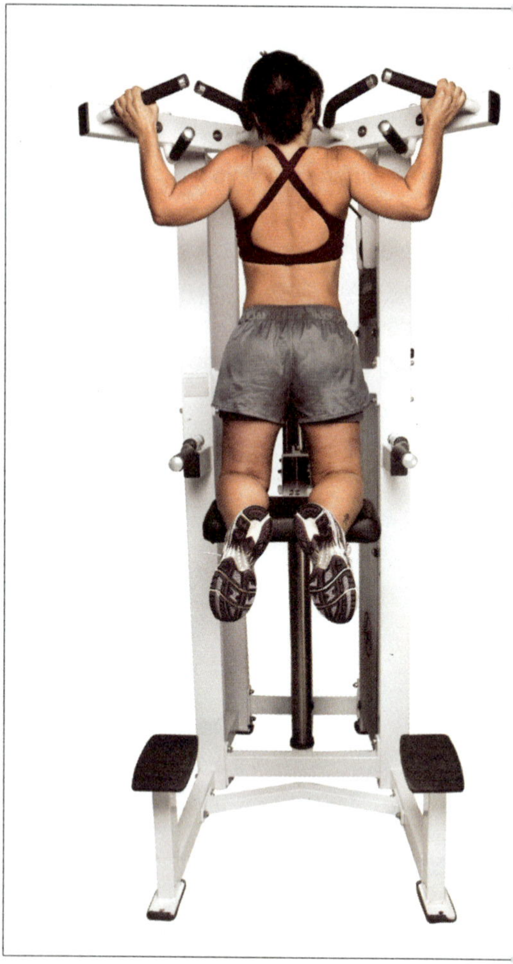

Tração em aparelho específico

Suspensa no aparelho, com os joelhos no apoio e as mãos bem afastadas em pronação, realizar uma adução de ombros para levar o peitoral bem próximo à barra de costas.

Graviton

Exercícios de pernas e glúteos

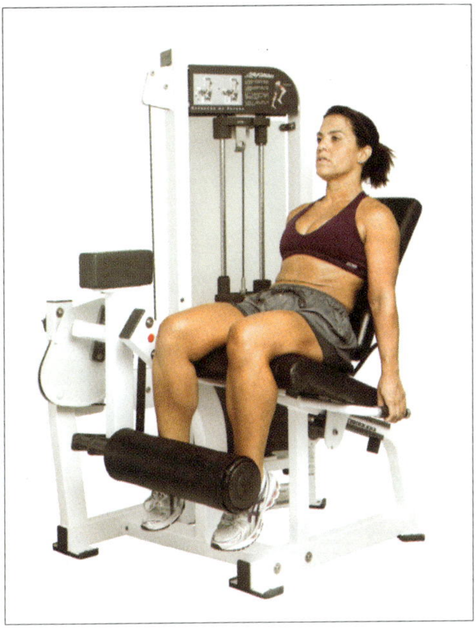

Extensão dos joelhos com aparelho específico

Sentada no aparelho, com as mãos segurando os pegadores para manter o tronco imóvel, os joelhos flexionados e os tornozelos apoiados sob os apoios, realizar uma extensão dos joelhos até a horizontal.

Coxas
Cadeira extensora

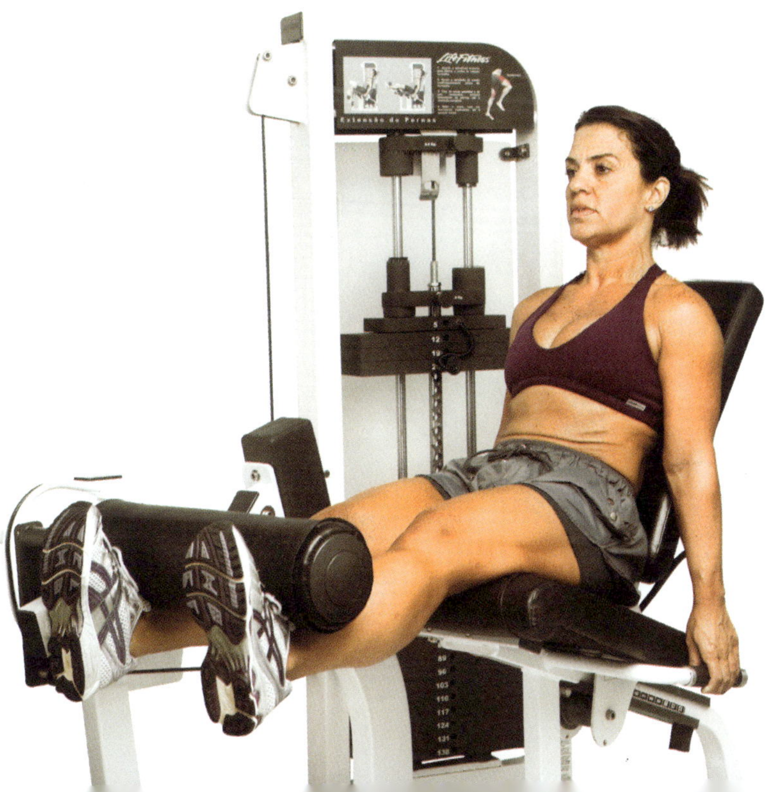

Leg press

Instalada no aparelho, com as costas bem apoiadas contra o encosto e os pés com afastamento médio, flexionar os joelhos até o nível das costelas. Retornar à posição inicial.

Coxas
Leg press horizontal

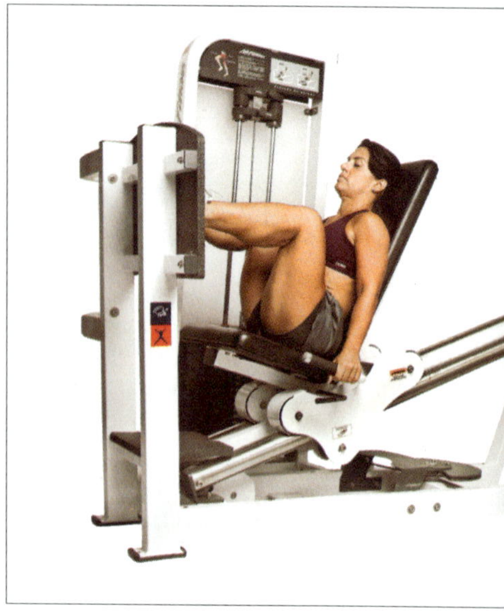

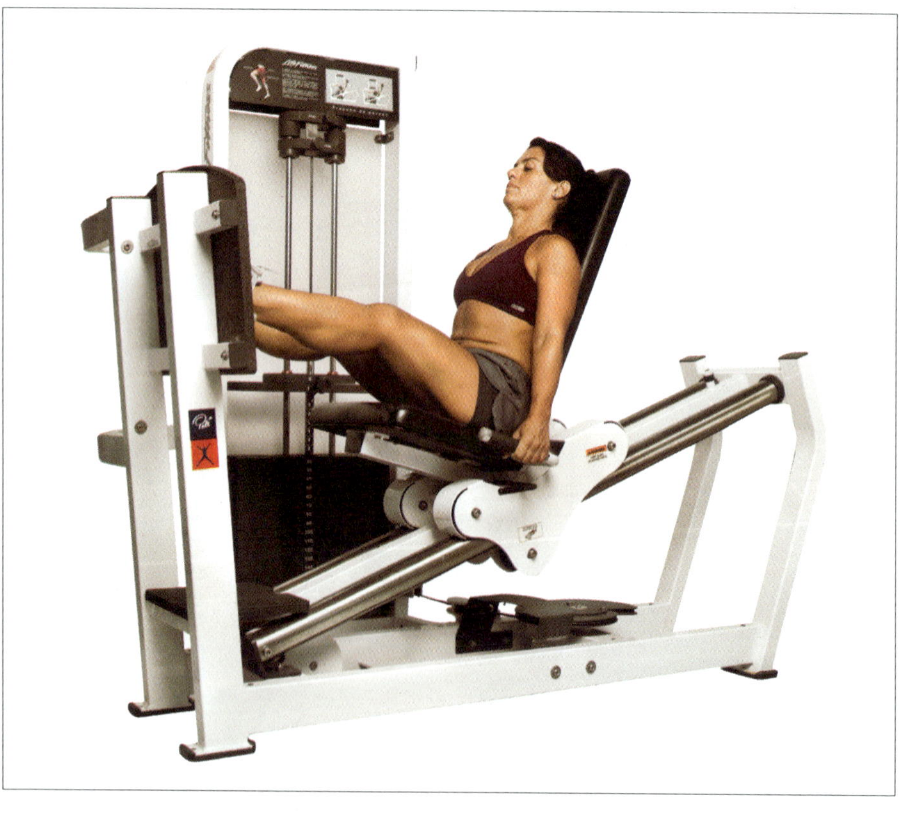

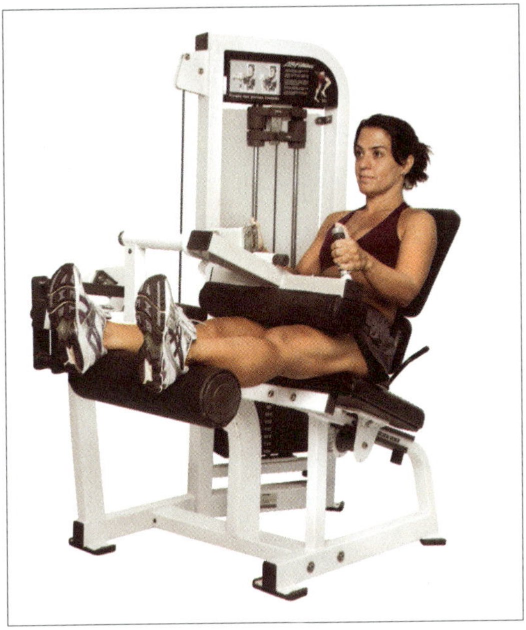

Flexão dos joelhos com aparelho específico

Sentada no aparelho, com as mãos sobre os pegadores, os joelhos estendidos e os tornozelos sobre os apoios, realizar uma flexão dos joelhos.

Posterior de coxas
Mesa flexora

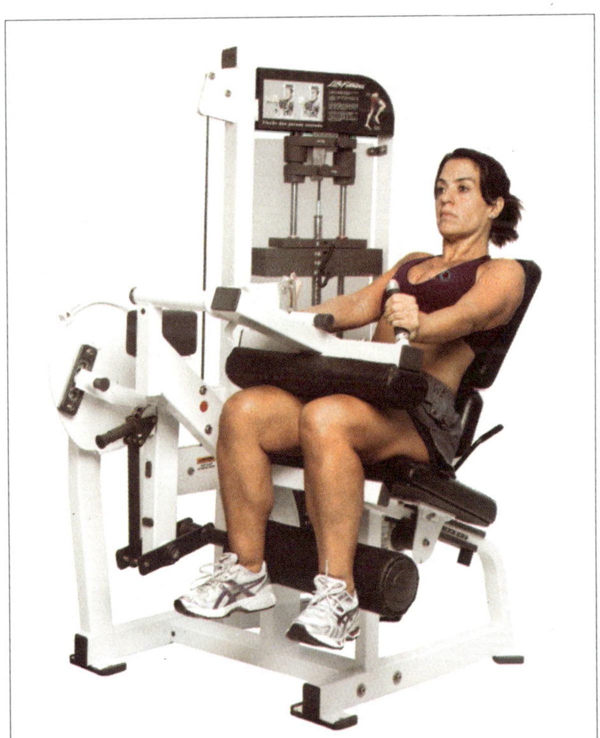

Flexão plantar em aparelho específico

Instalada no aparelho, com as costas bem apoiadas contra o encosto e a parte dianteira dos pés apoiada sobre a base inferior da plataforma, realizar uma extensão dos tornozelos, mantendo sempre a articulação dos joelhos em extensão.

Panturrilhas
Gêmeos horizontal

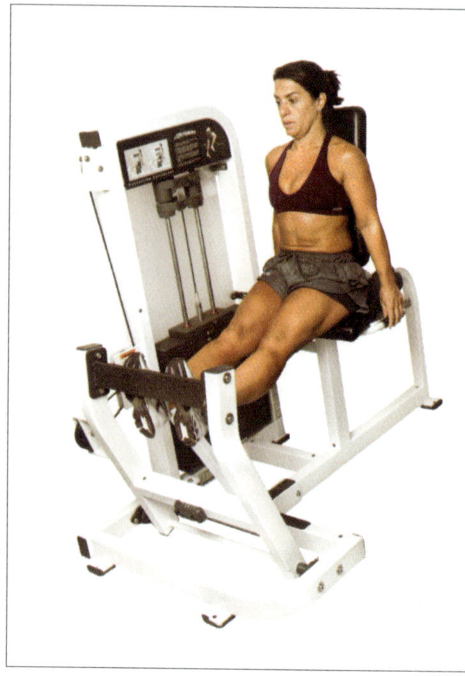

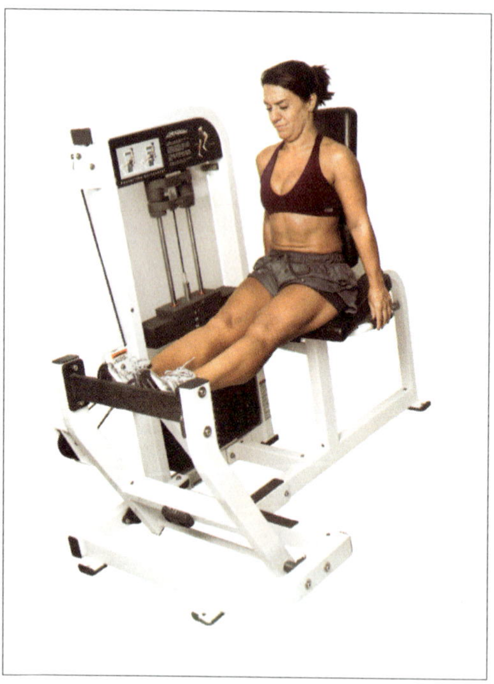

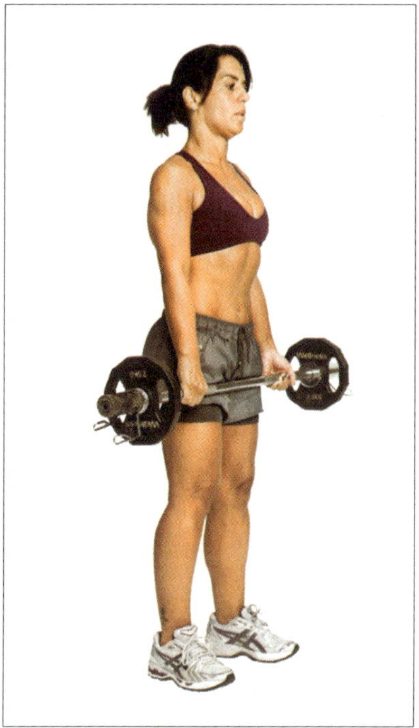

Levantamento terra, membros inferiores estendidos

Em pé, com os pés levemente afastados, segurar a barra com as mãos em pronação, deixar os membros superiores relaxados, mantendo as costas arqueadas, e inclinar o tronco à frente até o solo e retornar à posição inicial.

Posterior de coxas
Stiff

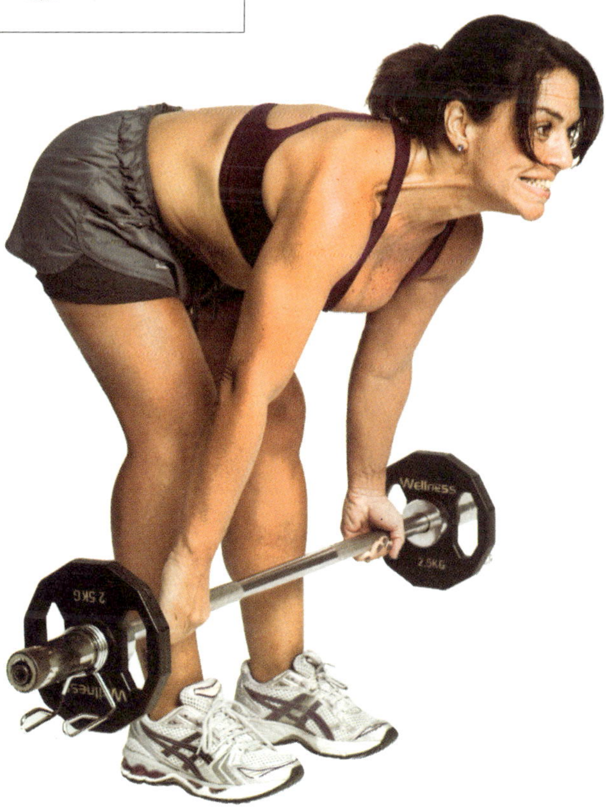

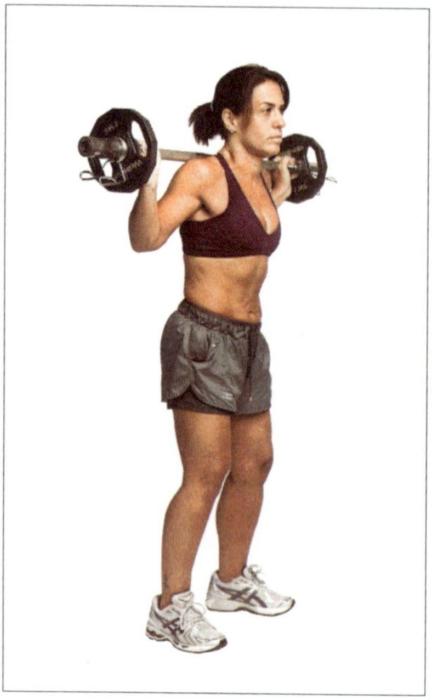

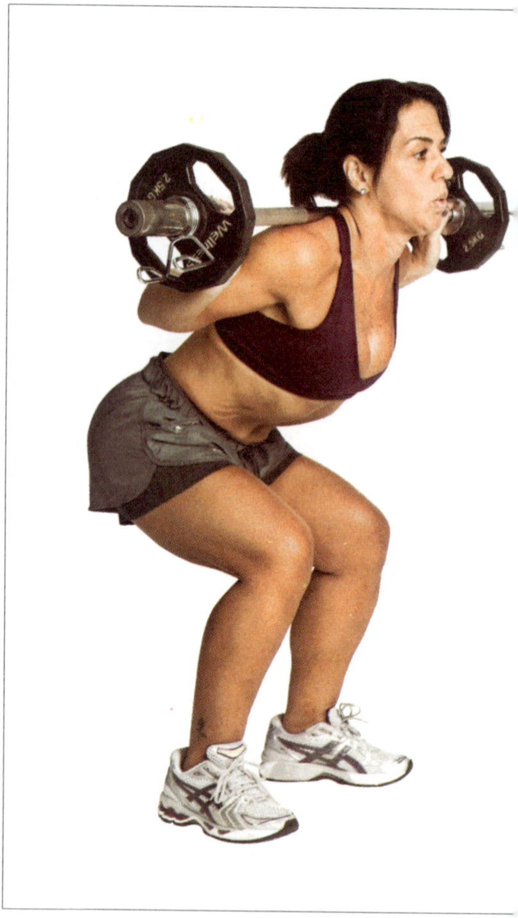

Extensão dos joelhos com barra nas costas

Em pé, com os pés levemente afastados e a barra colocada sobre os trapézios, olhar para a frente, arquear discretamente a coluna e realizar uma flexão do quadril e dos joelhos até os fêmures atingirem a posição horizontal.

Coxas e glúteos
Agachamento

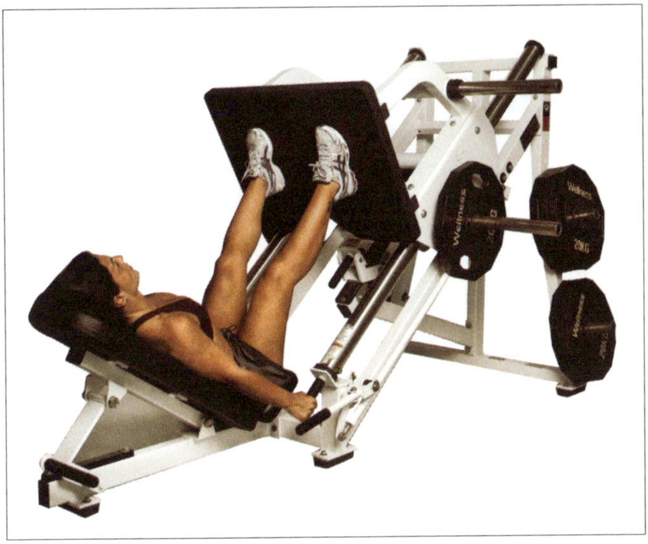

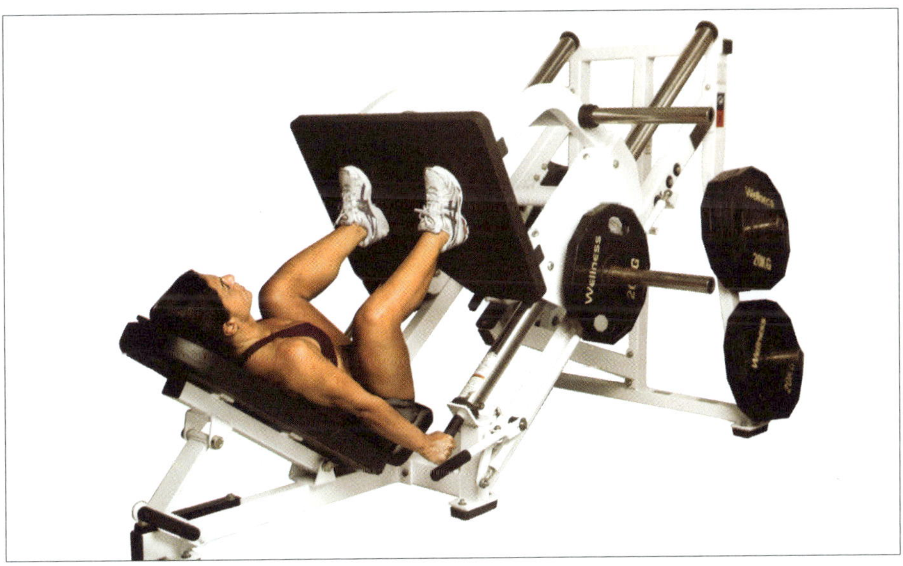

Leg press inclinado

Instalada no aparelho, com as costas bem apoiadas contra o encosto e os pés em afastamento médio, flexionar os joelhos levando-os até o nível das costelas na caixa torácica. Retornar à posição inicial.

Coxas e glúteos
Leg press 45

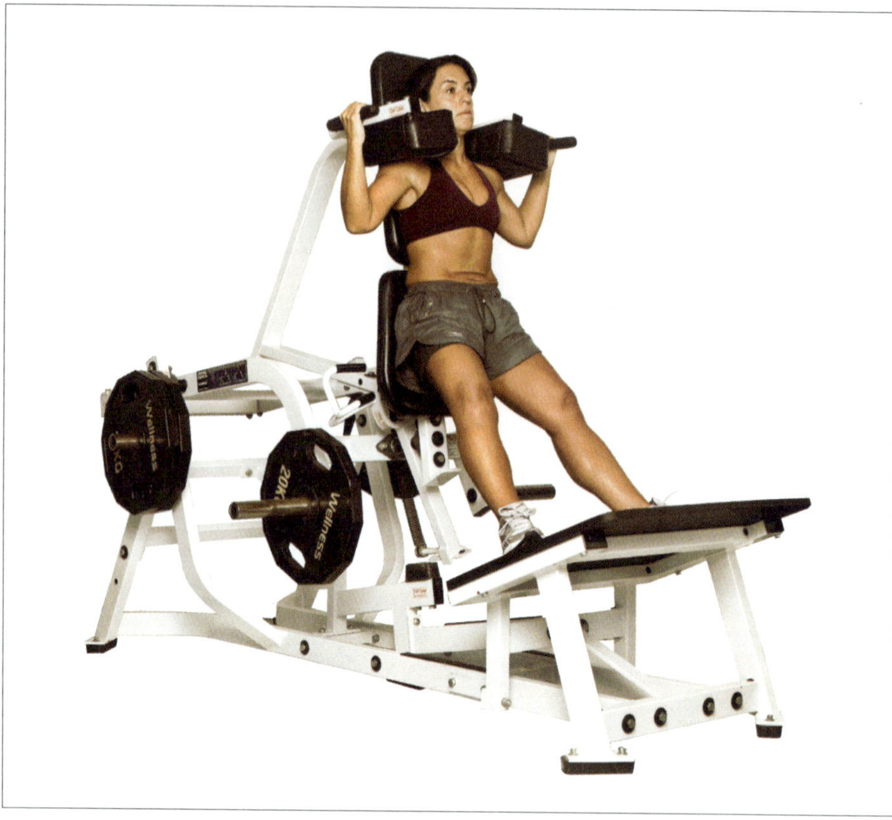

Prensa inclinada com membros inferiores afastados

Instalada no aparelho, com as costas apoiadas contra o encosto, os ombros ajustados sob os apoios e os pés em afastamento médio, voltados para fora, realizar uma flexão dos joelhos e retornar à posição inicial.

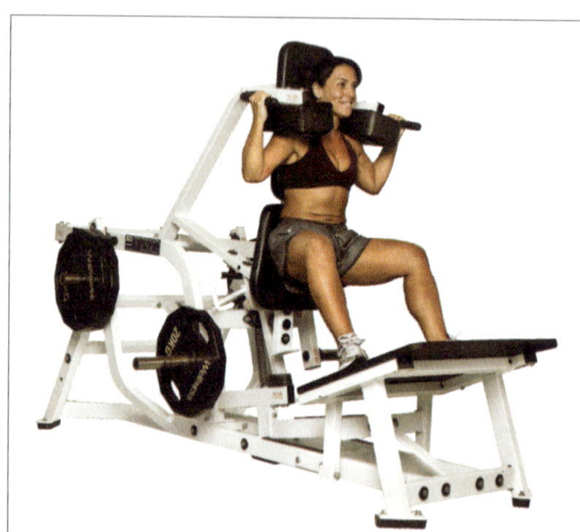

Coxas e glúteos

Hack squat pliê

Flexão alternada dos joelhos, em pé, com aparelho específico

Em pé, apoiada sobre o suporte, com um joelho calçado e estendido, e o tornozelo oposto posicionado sobre o apoio, flexionar o joelho.

Posterior de coxas
Cadeira flexora vertical

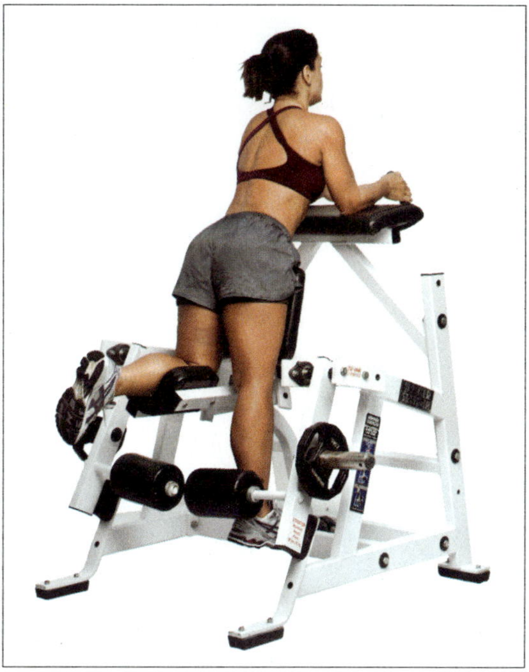

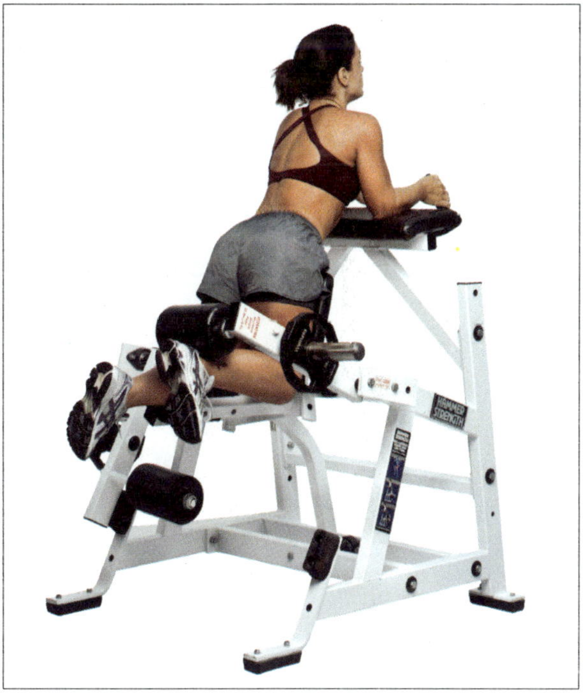

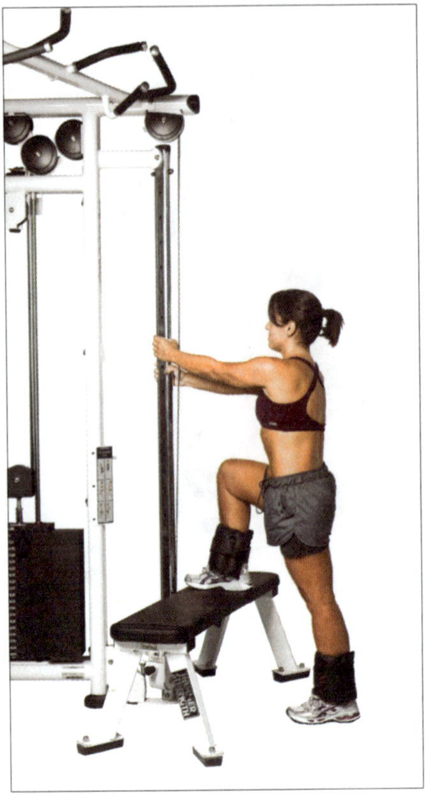

Subida no banco com caneleira

Em pé, com um pé colocado sobre o banco, as costas bem eretas e o peito para a frente, subir no banco e ficar em equilíbrio sobre uma perna.

Glúteos
Subida no banco

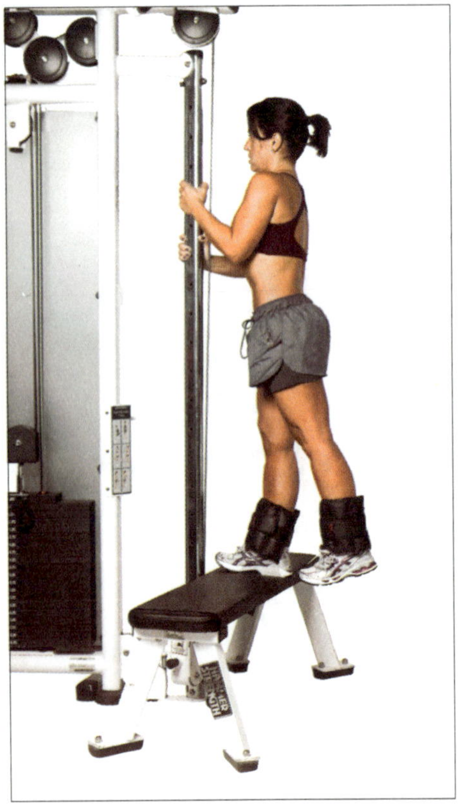

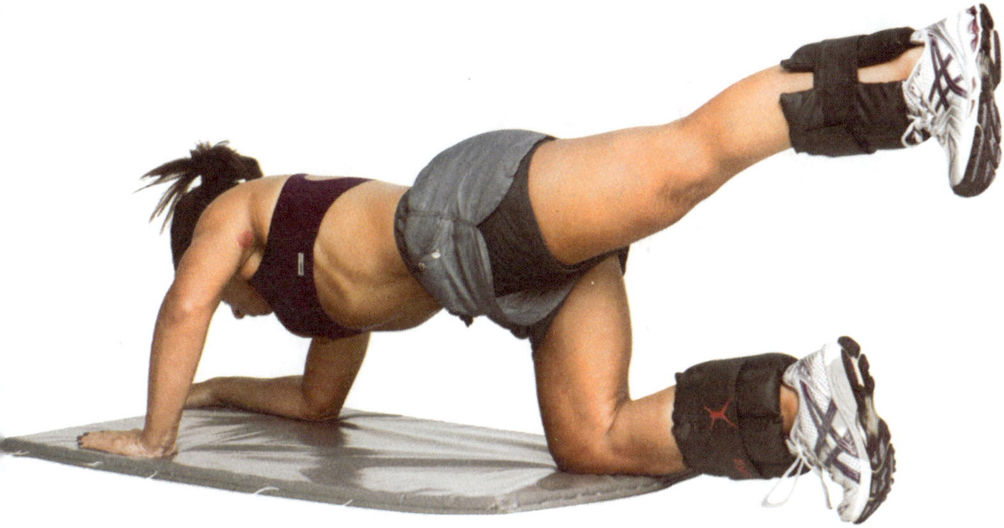

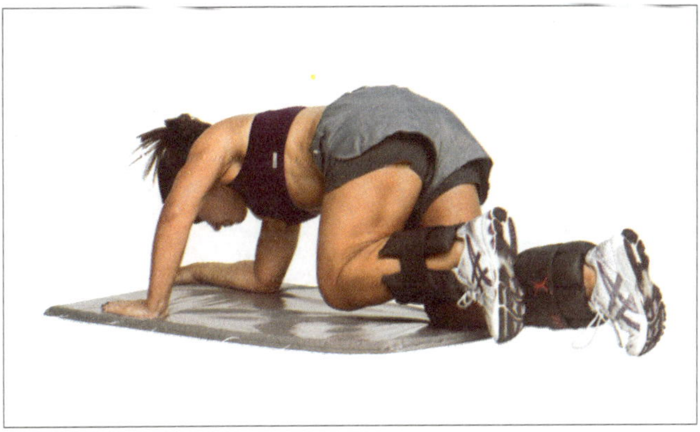

Extensão de quadril no solo

Ajoelhada sobre um joelho, o outro posicionado sob o tronco, apoiado sobre os cotovelos e com os braços estendidos, levar a perna flexionada sob o tronco para trás, até realizar uma extensão completa de quadril.

Glúteos
Glúteos com caneleira

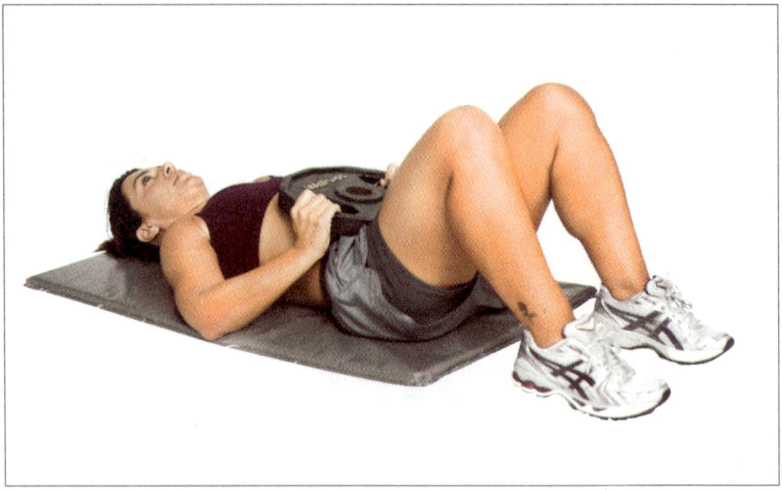

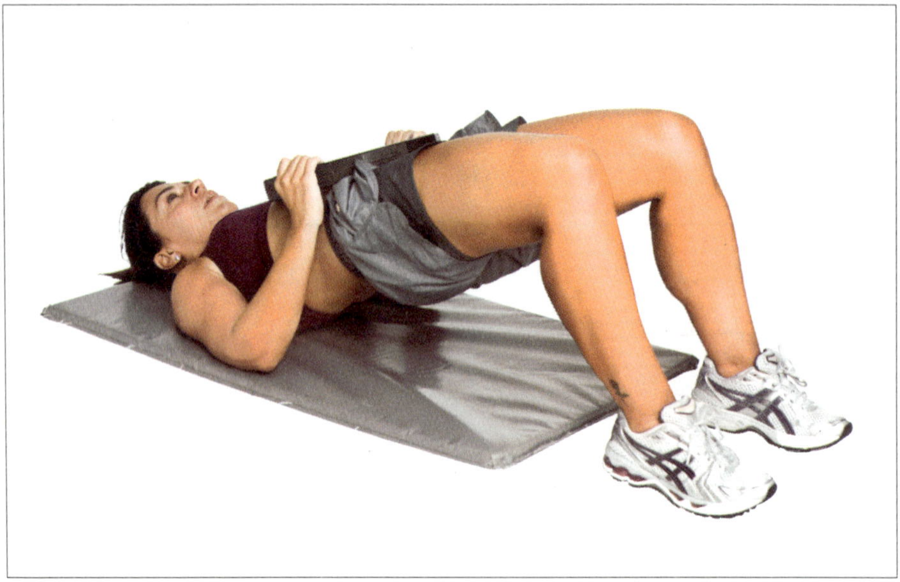

Elevação da pelve no solo com anilha

Deitada em decúbito dorsal, com as mãos segurando a anilha sobre o abdômen e os joelhos flexionados, elevar as nádegas do solo forçando fortemente os pés contra o solo.

Glúteos
Elevação de quadril

Extensão de quadril no solo, com a perna flexionada

Ajoelhada sobre um joelho e o outro levemente elevado do solo, com a coxa flexionada ligeiramente além da vertical, e o corpo apoiado sobre os cotovelos, realizar uma extensão completa do quadril para elevar a perna o mais alto possível.

Glúteos
Glúteos com caneleira e perna flexionada

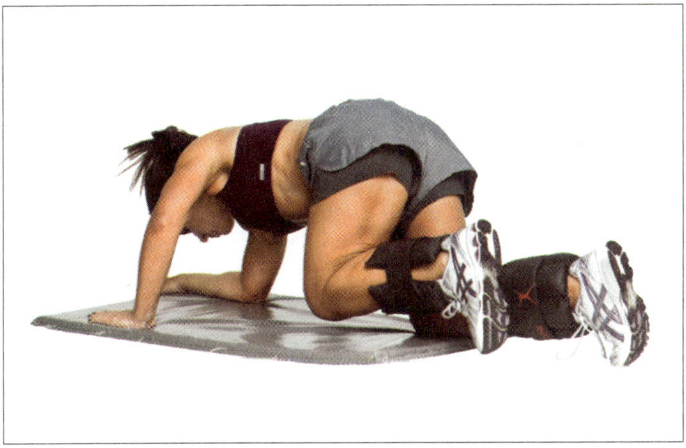

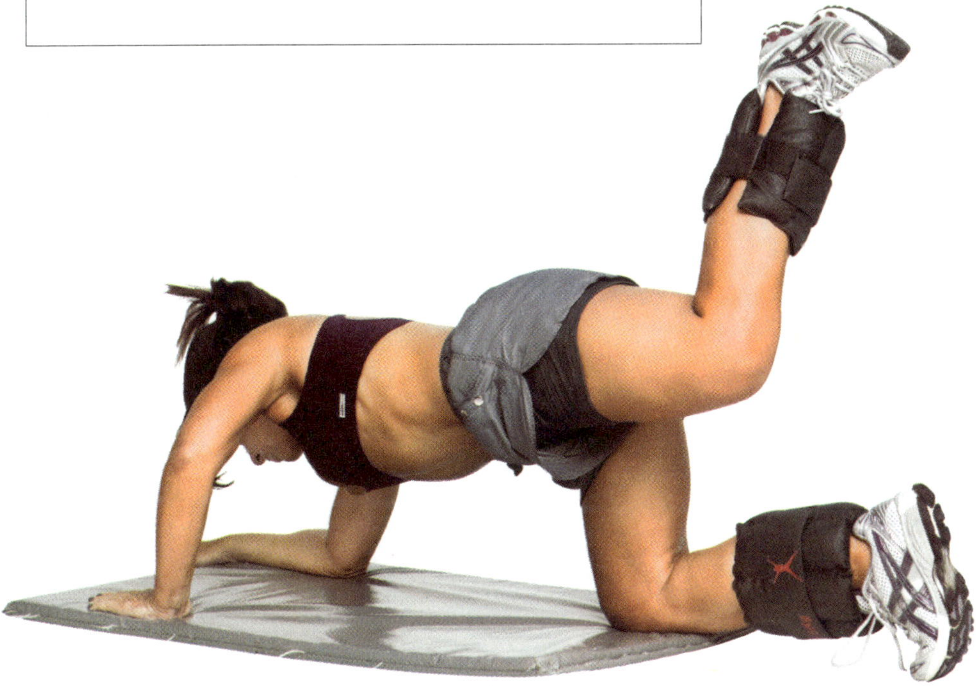

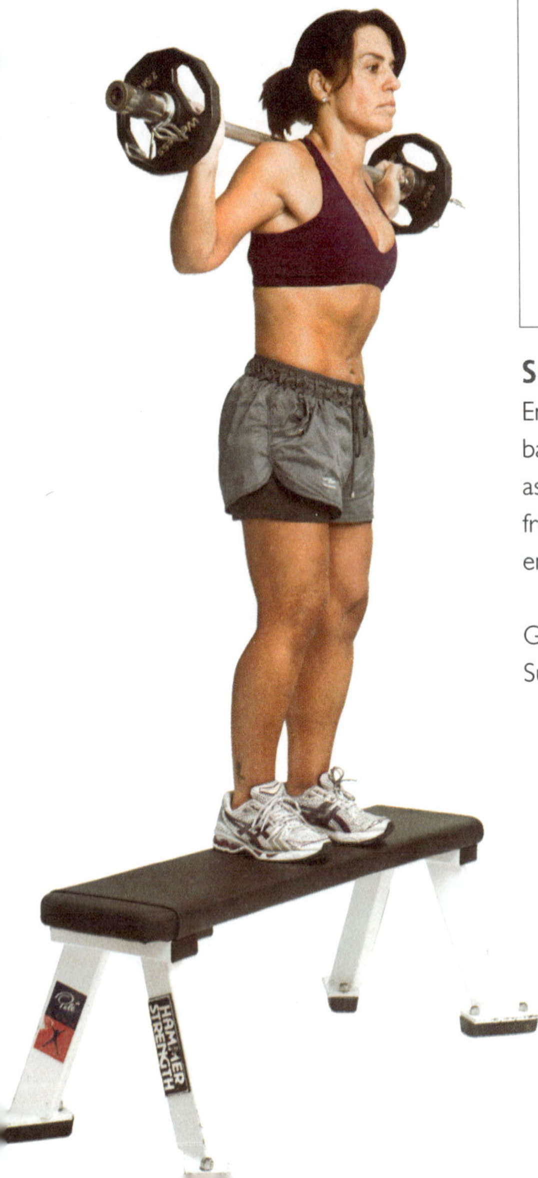

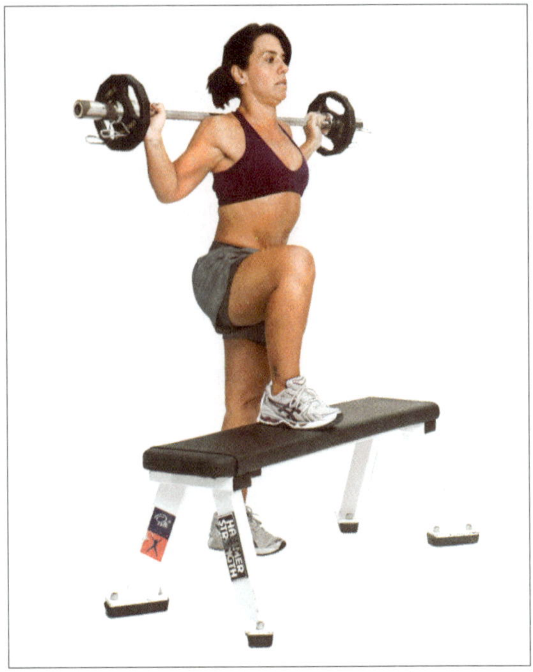

Subida no banco com barra

Em pé, com um pé colocado sobre o banco e a barra apoiada nos trapézios, as costas bem eretas e o peito para a frente, montar sobre o banco para ficar em equilíbrio sobre as pernas.

Glúteos
Subida no banco com barra

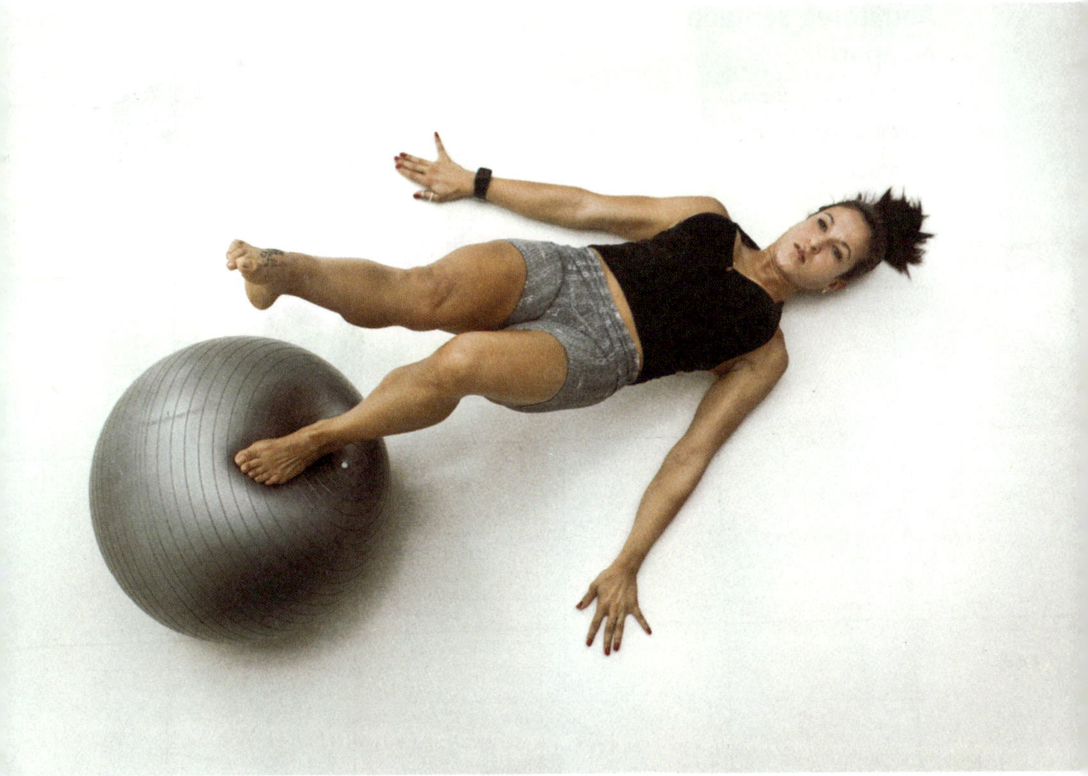

Elevação do quadril com os pés elevados

Deitada em decúbito dorsal, com as mãos espalmadas sobre o solo, os braços ligeiramente afastados do corpo, as coxas na vertical e os pés apoiados sobre a *fitball*, elevar as nádegas do solo.

Glúteos
Elevação de quadril com *fitball*

Abdutores, sentada no aparelho

Sentada no aparelho, afastar as coxas ao máximo.

Glúteos
Cadeira abdutora

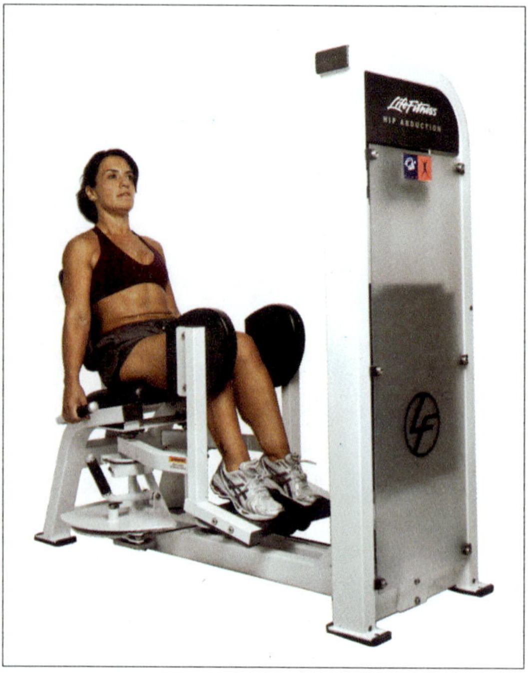

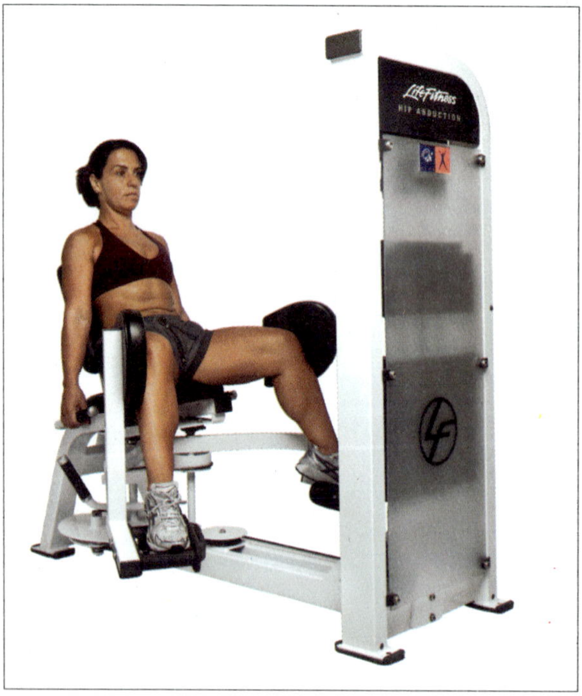

Avanço reverso na barra guiada

Em pé, com a barra na nuca, repousando sobre o músculo do trapézio, dar um grande passo para trás, mantendo o tronco o mais ereto possível.

Glúteos
Avanço reverso no *Smith*

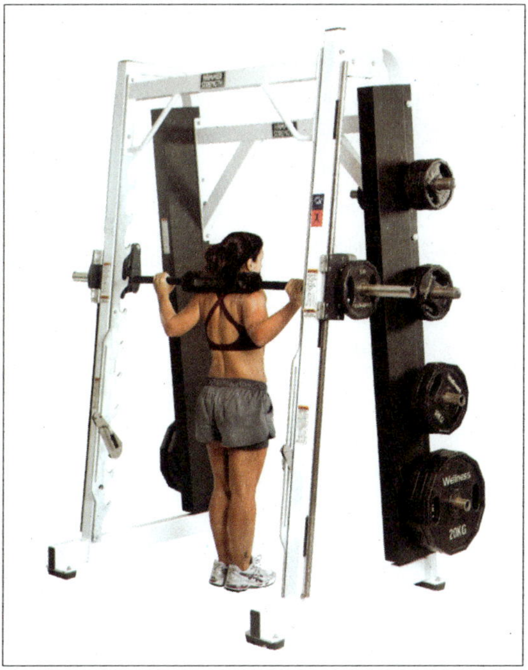

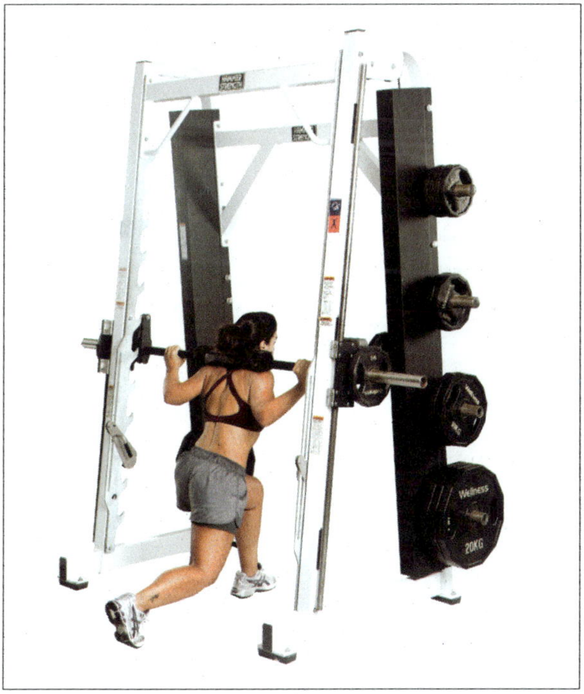

Extensão de quadril em aparelho específico

Em pé, as pernas levemente afastadas, e um dos pés sobre o apoio, empurrá-lo para baixo e realizar uma extensão completa de quadril.

Glúteos
Glúteos no *deep chin*

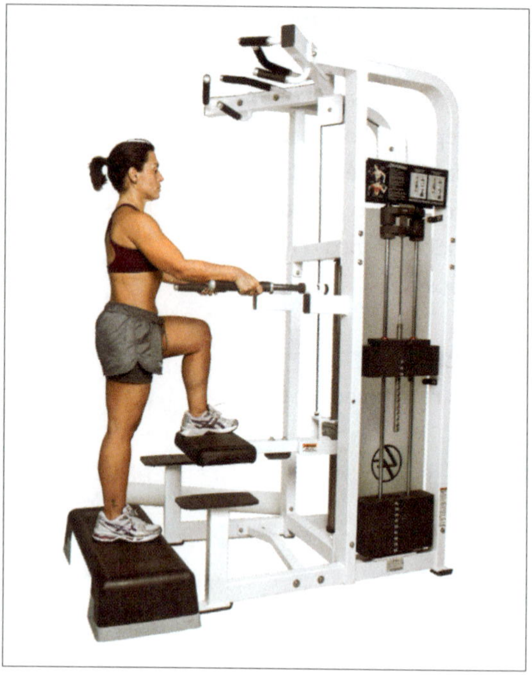

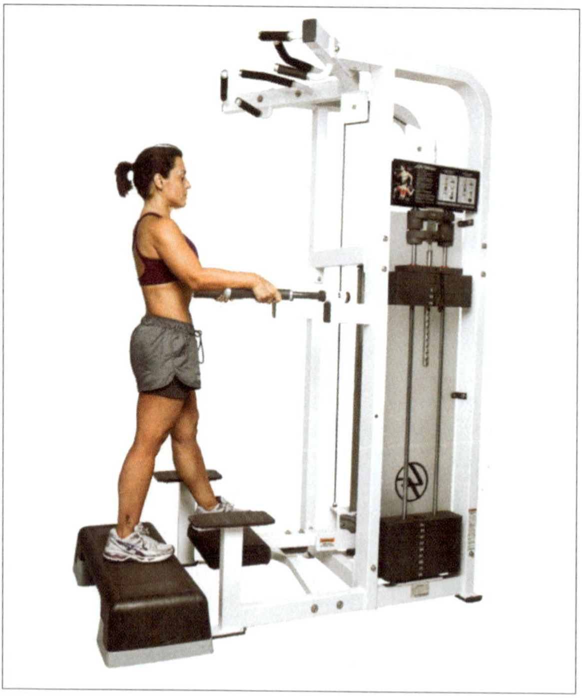

Abdução do quadril, deitada

Deitada em decúbito lateral, com a cabeça sustentada pelo braço, realizar uma elevação lateral da perna com o joelho sempre estendido.

Glúteos
Abdução com caneleira

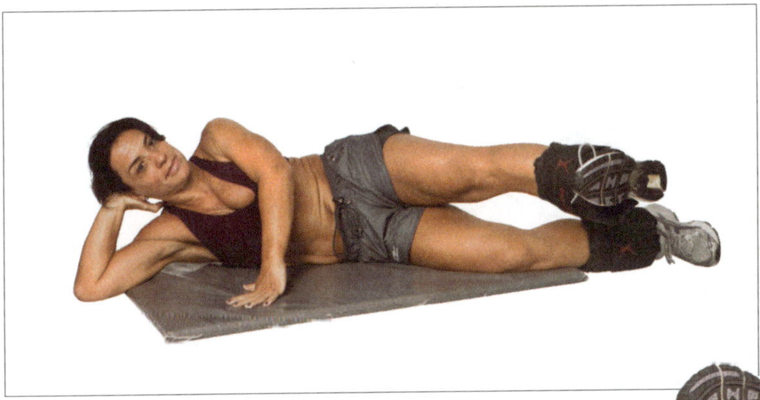

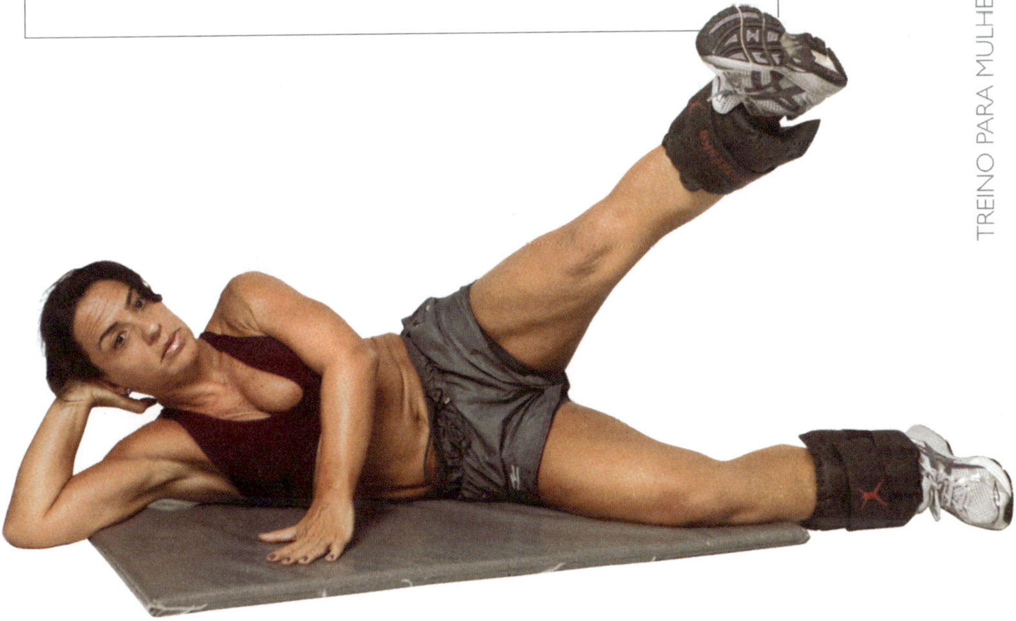

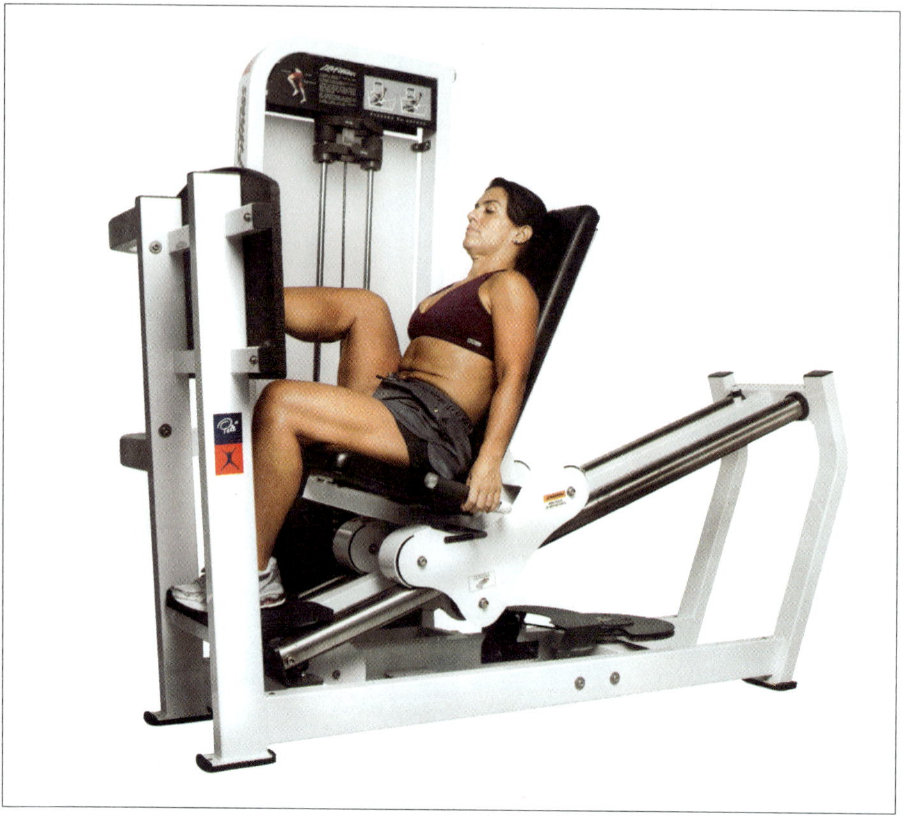

Leg press unilateral

Instalada no aparelho, com as costas bem apoiadas contra o encosto, um dos pés apoiado sobre a plataforma e o outro livre. Flexionar o joelho até o nível das costelas e retornar à posição inicial.

Coxas
Leg press horizontal unilateral

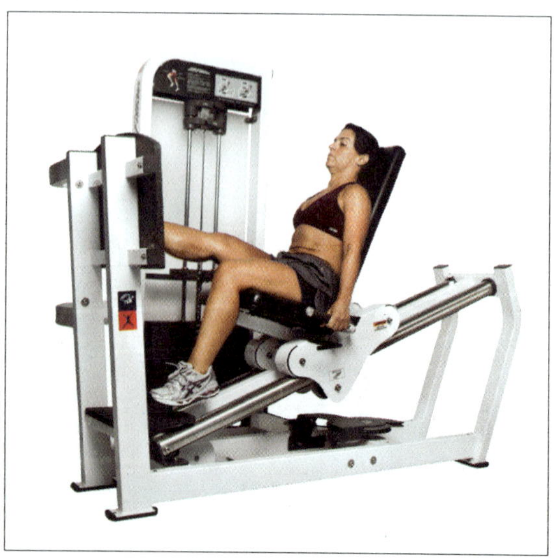

Extensão de quadril com polia baixa

Com as mãos segurando a barra, os braços estendidos, apoiada sobre uma das pernas, e a outra flexionada e presa ao cabo, realizar uma extensão completa do quadril, esticando a perna flexionada.

Glúteos
Glúteos no *cross over*

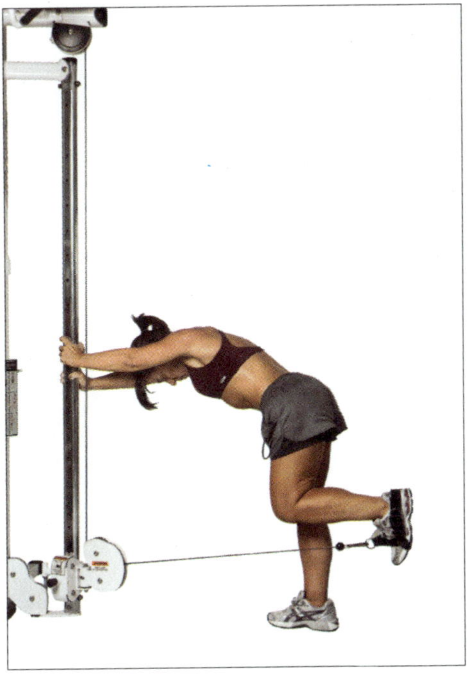

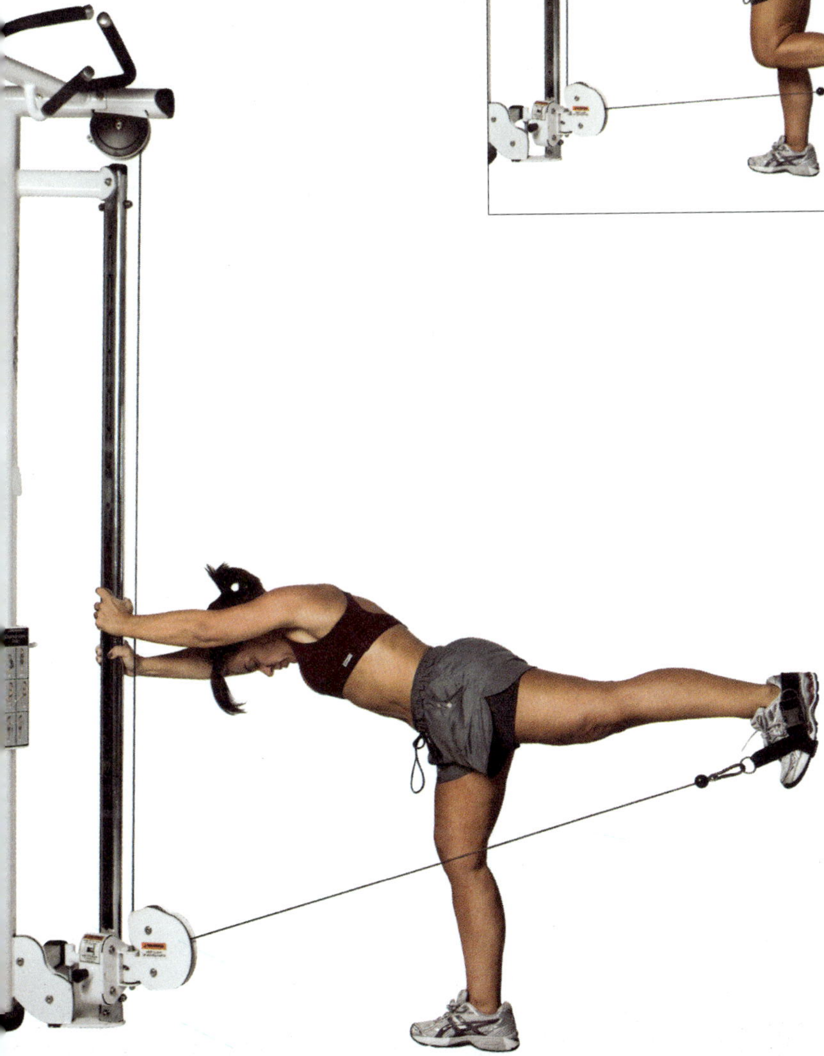

Flexão dos joelhos, sentada, em aparelho específico

Sentada no aparelho, com os joelhos estendidos, os tornozelos posicionados sobre o apoio, as coxas apoiadas e as mãos segurando os pegadores, realizar uma flexão dos joelhos.

Parte posterior das coxas
Cadeira flexora

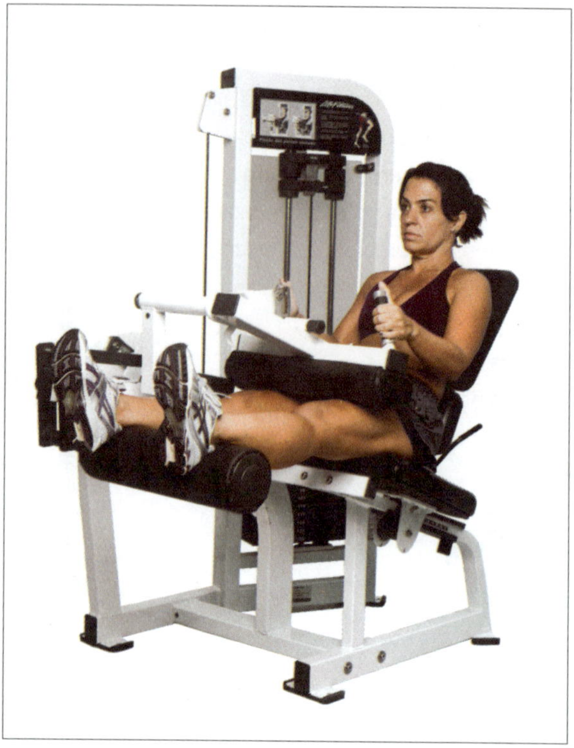

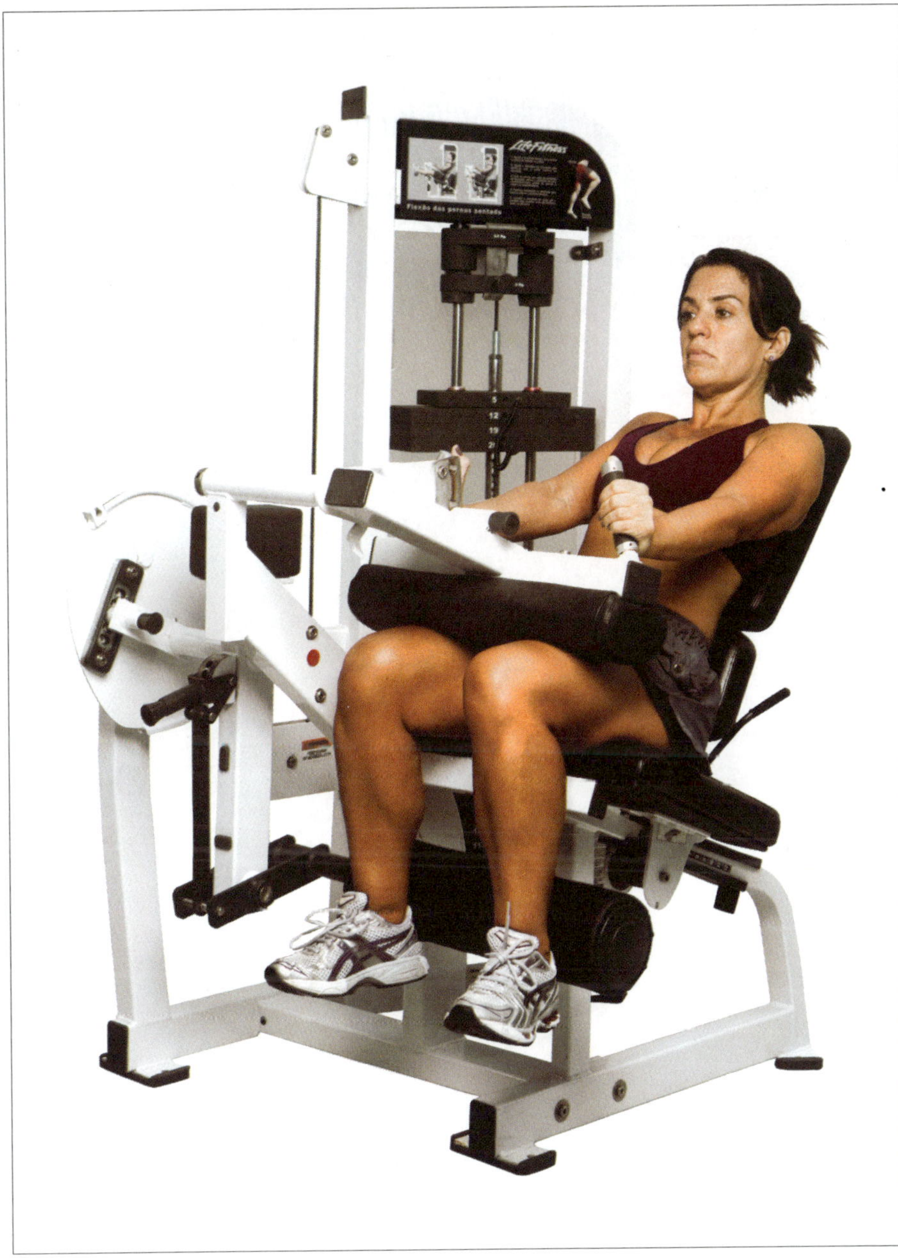

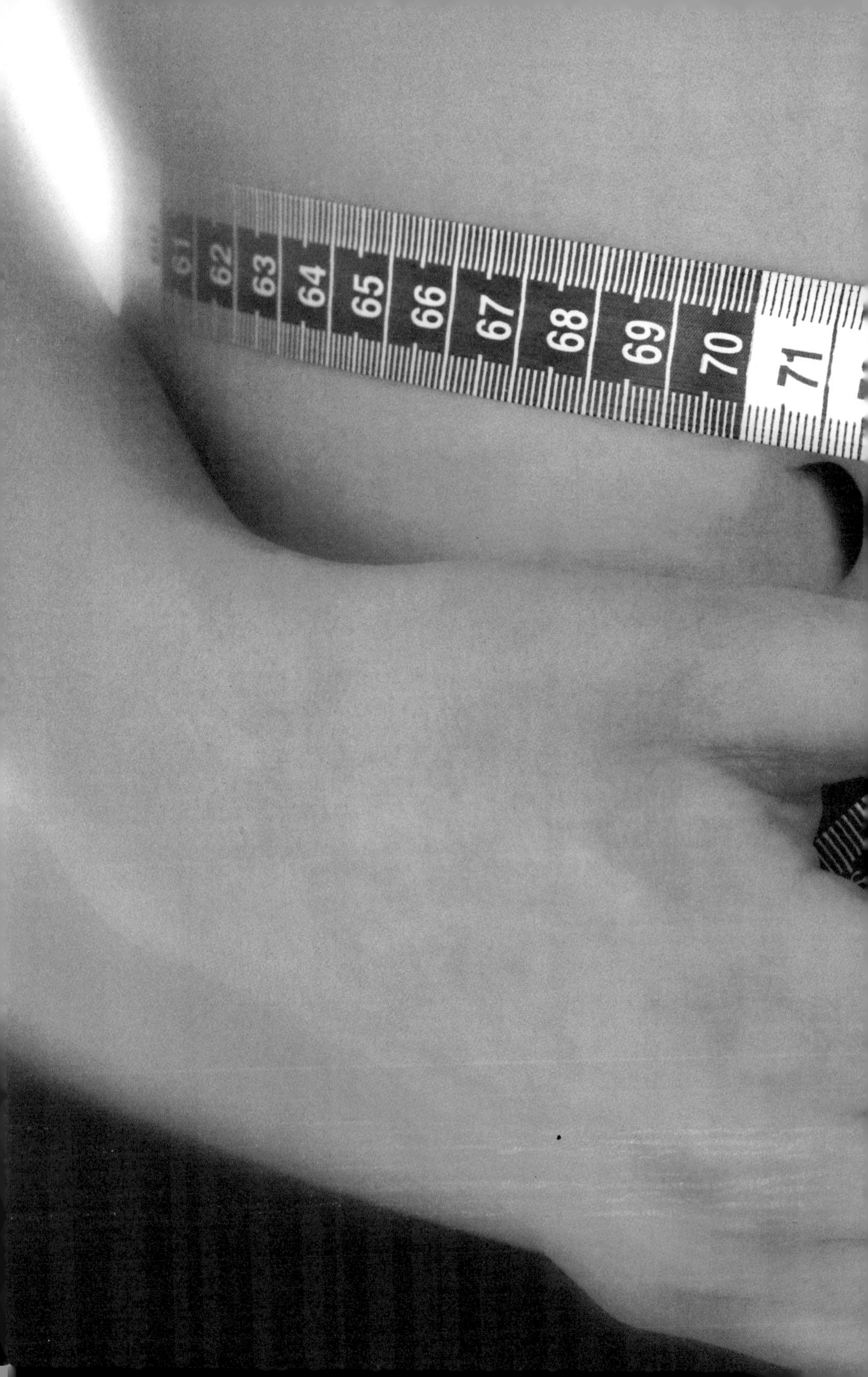
61 62 63 64 65 66 67 68 69 70 71

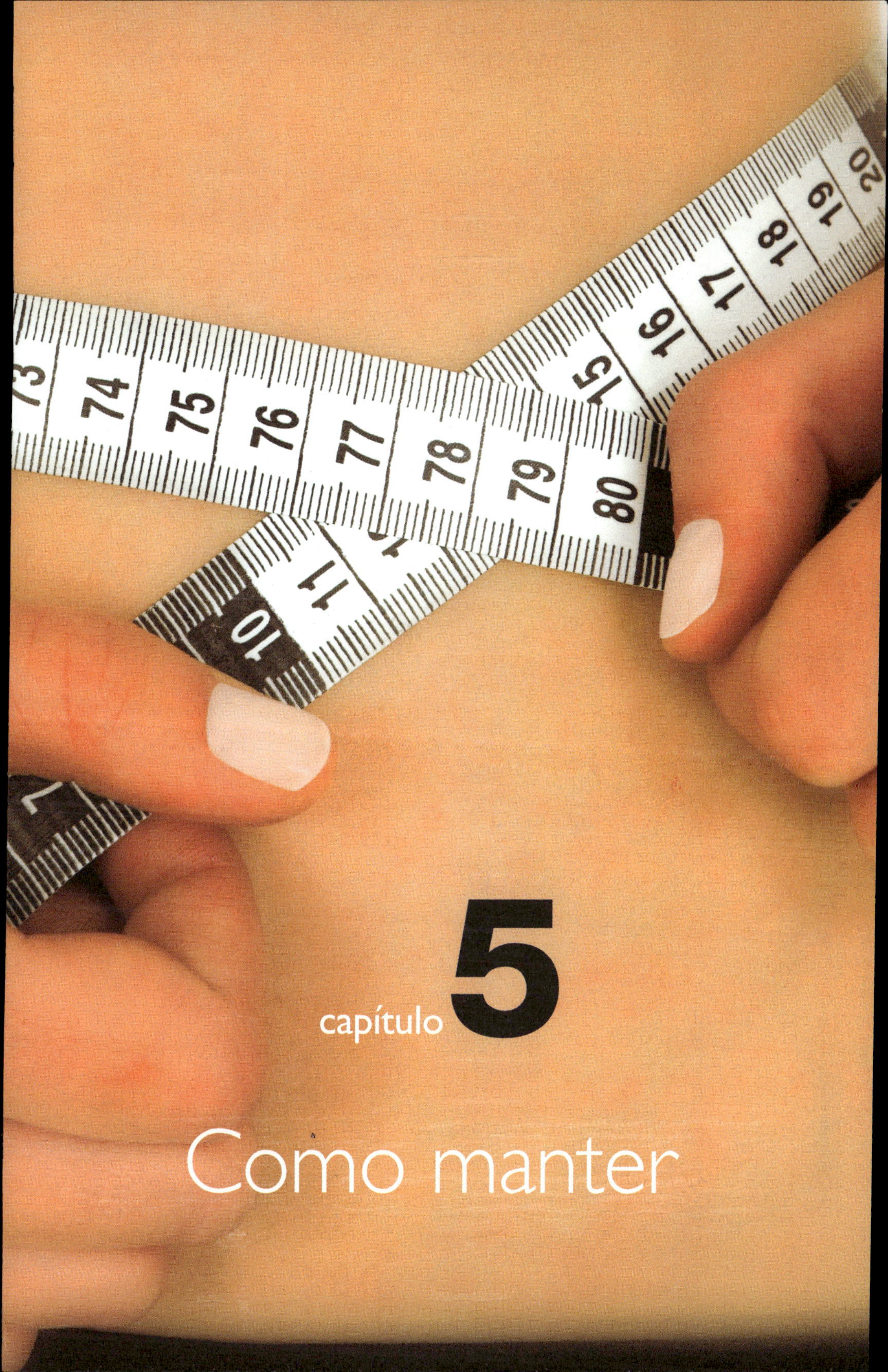

capítulo **5**

Como manter

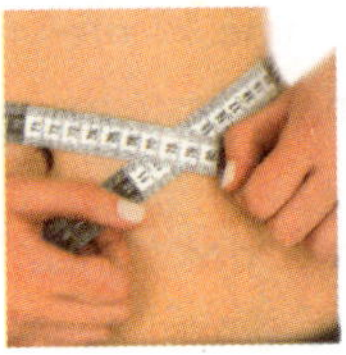

As conquistas são muitas e não vale a pena jogá-las fora por um prato de comida ou um copo de bebida.

A grande paranoia após uma mudança corporal como essa é voltar a engordar, perdendo a forma conquistada com duros treinos e tanto empenho. Então, boas notícias esperam por você neste capítulo.

Lembre-se: você mudou de vida, de corpo e de cabeça. Quem se propõe a passar por esse processo não volta a ser o que era. As conquistas são muitas e não vale a pena jogá-las fora por um prato de comida ou um copo de bebida. Melhor ainda é saber que as rotinas de exercícios serão internalizadas e ficarão aninhadas em suas fibras musculares de tal forma que você não conseguirá mais ficar sem elas. Os ganhos musculares se manterão, principalmente porque você alterou seu estilo de vida. Treinar deixou de ser aquele sacrifício e, quando a vontade bate, é impossível sentar e esperar que passe, como antes. Você levanta e vai correr, pular corda, fazer musculação, andar de bicicleta, tudo, menos ficar parada. Os treinos passam a fazer parte da sua rotina sem que haja qualquer tipo de sofrimento.

O mesmo vale para a sua alimentação. Quem soube se privar no início e reduzir calorias para perder peso aprendeu a equilibrar a dieta para ganhar massa muscular e passou a entender garfadas como saúde e a manter os ganhos durante todo esse percurso com cada ingrediente novo que levava à boca dificilmente voltará àquela comilança desmedida. Até porque o segredo para a manutenção e o controle do peso corporal

Pronto. Se você chegou até aqui, sabe o quanto vale olhar no espelho e ter orgulho de si mesma. A manutenção dos resultados exige a mesma disciplina e coragem que você teve para encarar as mudanças. E o que é melhor: só depende de você!

> ENTENDA

Qual a sua categoria?

« Sedentária: quando não pratica atividades físicas ou não as realiza de forma regular.

« Esportista recreacional: é a praticante de alguma modalidade esportiva sem finalidade de rendimento máximo. Nessa categoria se enquadram o futebol e a corrida de fins de semana.

« Esportista regular: é o indivíduo que faz atividade física planejada, estruturada e repetitiva, com a finalidade de melhorar o condicionamento físico, a qualidade de vida e a saúde.

« Atleta: é o indivíduo que pratica algum esporte em busca de condicionamento físico que leve à melhoria de sua *performance*, visando à competição institucionalmente regulamentada.

está exatamente em gastar mais do que se consome. Manter a forma é uma questão matemática. Consumiu mais? Gaste mais. A conta é simples:

"Quando a ingestão de calorias provenientes dos alimentos é maior que o gasto energético, teremos o armazenamento de energia – o acúmulo de gordura. Inversamente, se houver o *deficit*, ou seja, ingestão menor do que o gasto energético, teremos perda dos estoques corporais de energia e redução do peso, lembra a nutricionista Jaqueline Bernardine.

Para quem treina, o ideal é uma dieta equilibrada. A construção da musculatura é como a de uma casa. O tijolo é a proteína, a água e a cal são as vitaminas e os minerais, e o cimento é o carboidrato. Exagerou? Comeu demais? Pague a conta. Muita gente atribui a falta de uma silhueta adequada aos exageros cometidos com bebidas e comidas, mas ela também pode ser resultado da inatividade física. Gaste o que consumiu. Mantenha-se vigilante ao seu peso e a suas medidas. Localize na tabela a seguir a(s) atividade(s) física(s) que você pratica regularmente e multiplique o valor encontrado na coluna correspondente de gasto calórico pelo tempo em minutos que você a pratica. O resultado é o gasto calórico total.

Fernanda, a voluntária deste *Treino para mulheres*, diz que se reeducou. "Perdi a vontade de comer doce, de beber refrigerantes, sinto necessidade apenas de comer pão, mas somente um pedaço, pois já não me sinto confortável com um pão francês inteiro ou grande quantidade de churrasco. Perder o vício da Coca-Cola Zero foi extraordinário", comemora.

Ela garante que jamais imaginou ficar com o corpo atual, nem em sonho. "A minha expectativa foi mais do que alcançada, especialmente nesta idade! Somente quero endurecer os glúteos, acho que ainda pode melhorar. Há alguns anos, fiz redução de mama, baixei meu número de sutiã 50 para 44. Agora, com o processo de emagrecimento, acho que está fazendo falta", constata. Uma prótese de silicone está entre seus projetos para o futuro.

"Vejo que eu não era tão vaidosa quanto imaginava ser. Hoje adoro falar de cosméticos, etc. Incentivei todas as minhas amigas antigas – as casadas com barrigão e sedentárias – a se cuidarem. Hoje são pacientes do dr. Thiago e estão em academias de bairro, tratando de emagrecer. A minha irmã, que fez redução de estômago, também já se matriculou em uma academia ao lado da casa dela", diz Fernanda, que se sente no dever de divulgar o projeto a todos e de incentivá-los a aderir. "Sinto-me como se fosse outra pessoa de fato. É estranho, mas gostoso. Sabe como é estar no estrangeiro e ninguém saber seu passado? É mais ou menos assim, sem falar que compro roupas manequim 40, 38, bem mais baratas e lindas". Voltar a ser você é uma sensação única que só quem chegou até aqui pode saber.

Gasto calórico dos exercícios

A tabela abaixo tem como base uma pessoa de 60 kg de peso corporal em atividades físicas e cotidianas realizadas durante 30 minutos:

ATIVIDADE	GASTO (Kcal/min) CALÓRICO
Alongamento	90 kcal/min
Amamentar	54 kcal/min
Andar a cavalo	81 kcal/min
Andar acelerado	276 kcal/min
Andar de bicicleta	126 kcal/min
Andar de patins	196 kcal/min
Andar em areia dura	160 kcal/min
Andar em areia fofa	190 kcal/min
Andar na areia molhada que afunda	195 kcal/min
Andar na esteira elétrica	156 kcal/min
Andar no mar com água nas canelas	140 kcal/min
Andar rápido na esteira elétrica	270 kcal/min
Arrumar a cama	66 kcal/min
Arrumar a mala	60 kcal/min
Arrumar o armário	80 kcal/min
Assistir à televisão	41 kcal/min
Aula de circuito	339 kcal/min

Bater a tecla do computador	48 kcal/min
Bater palmas	50 kcal/min
Bater papo ao telefone	55 kcal/min
Beber água	40 kcal/min
Beijar	30 kcal/min
Bicicleta ergométrica	250 kcal/min
Body combat	300 kcal/min
Body pump	190 kcal/min
Cantar	55 kcal/min
Carregar um bebê recém-nascido no colo	70 kcal/min
Compras no supermercado	70 kcal/min
Correr a 12 km/h	445 kcal/min
Correr em areia fofa	370 kcal/min
Correr em terreno irregular	330 kcal/min
Correr em terreno plano	310 kcal/min
Correr na subida	400 kcal/min
Cozinhar	90 kcal/min
Cuidar de plantas	100 kcal/min
Dançar	200 kcal/min
Depilar as pernas com cera	50 kcal/min
Depilar as pernas com lâmina	45 kcal/min
Desenhar	60 kcal/min
Dirigir moto	95 kcal/min
Dirigir carro	80 kcal/min
Dormir	30 kcal/min
Elíptico	250 kcal/min
Empurrar um carrinho de bebê	80 kcal/min
Escalar montanha	290 kcal/min
Escalar paredão	245 kcal/min
Escovar os dentes	40 kcal/min
Esgrima	240 kcal/min
Esquiar na água	310 kcal/min
Esquiar na neve	290 kcal/min
Fazer massagem em alguém	110 kcal/min

Ginástica aeróbica	200 kcal/min
Ginástica localizada	130 kcal/min
Ginástica olímpica	210 kcal/min
Hidroginástica	150 kcal/min
Ioga	50 kcal/min
Jogar basquete	280 kcal/min
Jogar frescobol	190 kcal/min
Jogar futebol	330 kcal/min
Jogar futevôlei	200 kcal/min
Jogar handebol	300 kcal/min
Jogar peteca	125 kcal/min
Jogar polo aquático	320 kcal/min
Jogar *squash*	315 kcal/min
Jogar tamboréu	100 kcal/min
Jogar tênis	240 kcal/min
Jogar tênis em dupla	130 kcal/min
Jogar videogame	50 kcal/min
Jogar vôlei de praia	150 kcal/min
Jogar vôlei de quadra	105 kcal/min
Ler	50 kcal/min
Levar o cachorro para passear	150 kcal/min
Lutar boxe	300 kcal/min
Lutar capoeira	270 kcal/min
Lutar caratê	290 kcal/min
Lutar *jiu-jitsu*	280 kcal/min
Lutar judô	285 kcal/min
Lutar *kung fu*	290 kcal/min
Lutar *tae kwon do*	280 kcal/min
Meditar	20 kcal/min
Musculação leve	160 kcal/min
Musculação puxada	240 kcal/min
Nado borboleta	280 kcal/min
Nado *crawl*	255 kcal/min
Nado de costas	250 kcal/min
Nado peito	260 kcal/min

Passar aspirador de pó	**175 kcal/min**
Praticar mergulho com cilindro de oxigênio	**115 kcal/min**
Praticar *snorkel*	**90 kcal/min**
Pular corda	**220 kcal/min**
Pular de *paraglider*	**145 kcal/min**
Pular de paraquedas	**135 kcal/min**
Remar	**280 kcal/min**
Salto em altura	**295 kcal/min**
Salto em extensão	**290 kcal/min**
Sauna seca	**100 kcal/min**
Sexo	**280 kcal/min**
Spinning	**400 kcal/min**
Step	**315 kcal/min**
Subir escadas	**310 kcal/min**
Tirar o pó de móveis	**100 kcal/min**
Tocar bateria	**115 kcal/min**
Tocar flauta	**70 kcal/min**
Tocar guitarra e baixo	**80 kcal/min**
Tocar piano	**70 kcal/min**
Tocar violão	**75 kcal/min**
Tomar banho de chuveiro	**60 kcal/min**
Tomar sol	**35 kcal/min**

Tabela 69.

Bibliografia

BAECHLE, T. R. *Essentials of strength training and conditioning.* Champaign: Human Kinetics, 1994.

_______; GROVES, B. R. *Weight training*: steps to success. Champaign: Leisure Press, 1992.

CABALLERO, J. A. R.; MANSO, J. M. G.; VALDIVIELSO, M. N. *Bases teóricas del entrenamiento deportivo.* Madri: Editorial Gymnos, 1996.

CAMPOS, M. A.; CORAUCCI NETO, B. *Treinamento funcional resistido*: para melhoria da capacidade funcional e reabilitação de lesões musculoesqueléticas. Rio de Janeiro: Revinter, 2004.

COOPER, P. G. *Aerobics: theory and practice.* Sherman Oaks: Aerobics and Fitness Association of America, 1997.

D'ELIA, R.; D'ELIA, L. *Treinamento funcional*: 6° treinamento de professores e instrutores. São Paulo: Sesc - Serviço Social do Comércio, 2005. Apostila.

DANTAS, E. H. M. *A prática da preparação física.* 5. ed. Rio de Janeiro: Shape, 2003.

DELAVIER, F. *Guia dos movimentos de musculação*: abordagem anatômica. 4. ed. Barueri: Manole, 2006.

FILHO, N. *Musculação e cinesiologia aplicada.* Rio de Janeiro: Sprint, 1994.

FLECK, S. J.; KRAEMER, W. J. *Designing resistance training programs.* 2. ed. Champaign: Human Kinetics, 1997.

GODOY, E. *Musculação fitness.* Rio de Janeiro: Sprint, 1994.

GUIMARÃES NETO, W. M. *Princípios de treinamento.* São Paulo: Phorte, 2000. (Musculação Total, v. 2.)

HOLLMAN, W.; HETTINGER, T. *Medicina do esporte.* Barueri: Manole, 1983.

LAMBERT, G. *Musculação: guia do técnico.* Trad. Rosemary Costhek Abílio. Barueri: Manole, 1987.

LARSON, J. Kick the Risk. *American fitness.* Sherman Oaks: Aerobics and Fitness Association of America, nov. 1999.

LEIGHTON, J. *Musculação*. Rio de Janeiro: Sprint, 1986.

MARCHAND, E. A. A. Melhoras na força e hipertrofia muscular, provenientes dos exercícios resistidos. Disponível em: <http://www.efdeportes.com/efd57/forca.htm>. Acesso em: 20/2/2006.

MCARDLE, W. D.; KATCH, F. I.; KATCH, V. L. *Fisiologia do exercício*: energia, nutrição e desempenho humano. 4. ed. Rio de Janeiro: Guanabara Koogan, 1998.

MCATEE, R. E. *Alongamento facilitado*. Barueri: Manole, 1998.

MONTOYE, H. J. et al. *Measuring physical activity and energy expenditure*. Champaign: Human Kinetics, 1996.

MORITANI, T.; DEVRIES, H. A. Neural factors versus hypertrophy in the time course of muscle strenght gain. *American Journal of Physical Medicine and Rehabilitation*. Hanover: Association of Academic Physiatrists, v. 58, n. 3, 1979. p. 115-130.

PEEKE, P. *Body-for-LIFE para mulheres*. Trad. Sonia Maria Moitrel Schwarts. Rio de Janeiro: Sextante, 2005.

POLLOCK, M. L.; WILMORE, J. H. *Exercício na saúde e na doença*. 2. ed. Rio de Janeiro: Medsi, 1993.

RABELO, D. J. Critérios de autenticidade científica. In: FERNANDES FILHO, José. *A prática da avaliação física*. Rio de Janeiro: Shape, 1999.

REZENDE, F. M. A. et al. Efeito de um treinamento resistido periodizado, conforme as fases do ciclo menstrual, na composição corporal e força muscular. *Brazilian Journal of Biomotricity*, 2009. v. 3, n. 1, p. 65-75. Disponível em: <www.brjb.com.br>.

ROBERGS, R. A. *Princípios fundamentais de fisiologia do exercício*: para aptidão, desempenho e saúde fundamental. São Paulo: Phorte, 2002.

ROBERTS, M. *Boa forma em 90 dias*. Trad. Mário Leite Fernandes. São Paulo: Globo, 2001.

ROIZEN, M.; OZ, M. *Você: manual do proprietário*. Trad. Ana Beatriz Rodrigues. Rio de Janeiro: Editora, 2006.

SAFRIT, M. J.; WOOD, T. M. *Introduction to mesurement in physical education and exercise science*. 3. ed. St. Louis: Mosby, 1995.

SCHWARZENEGGER, A. *Enciclopédia de fisiculturismo e musculação*. 2. ed. Porto Alegre: Artmed, 2001.

TUBINO, J. G.; MOREIRA, S. B. *Metodologia científica do treinamento desportivo*. 11. ed. São Paulo: Ibrasa, 1984.

ZAKHAROV, A.; GOMES, A. C. *Ciência do treinamento desportivo*. Rio de Janeiro: Palestra Sport, 1992.

ZINCZENKO, D.; SPIKER, T. *A dieta do abdômen*. Trad. A. B. Pinheiro de Lemos. Rio de Janeiro: Sextante, 2005.

Créditos

Participante | Fernanda Ramos do Amaral

Idealização e coordenação | Prof. José Alexandre Filho, titulado em Excelência em *Performance* Humana pela Federação Internacional de Educação.

Consultorias

Medicina | Dr. Thiago Volpi, especialista em Fisiologia do Exercício e em Nutrologia.

Nutrição | Dra. Maria Jaqueline Bernardini, especialista em Fisiologia do Exercício e em Nutrição Esportiva.

Odontologia | Dr. Savério Luiz Perillo, especialista em Reabilitação Oral e Estética.

Periodização do Ciclo Menstrual | Prof. Disnei Sanches, campeão brasileiro e bicampeão mundial de Ginástica Aeróbica, faixa preta de caratê e de kempo havaiano e criador do sistema Power Fight.

Treinamento Aeróbico | Prof. Marcelo Dantas, coordenador e *personal trainer* da Academia Pelé Club. Treinador de atletas profissionais e amadores de esportes *outdoor*.

Treinamento Postural | Prof. Thales Martins, gestor técnico da Academia Pelé Club. Especialista em Treinamento em Suspensão e em *Suspencion Pilates*.

Treinamento de Abdômen | Profa. Daniele Bina, *personal trainer* da Academia Pelé Club, formada pela Stott Pilates em Mat Pilates, Reformers e ICCB (estúdio) e pós-graduada em Musculação e Condicionamento Físico pela FMU.

Treinamento de Pernas | Profa. Gilmara Chaves de Melo, *personal trainer* da Academia Pelé Club – unidade Itaim Bibi, graduada em Educação Física e pós-graduada em Nutrição e Suplementação Esportiva. Campeã paulista e brasileira em 2008 de *body fitness* pelo *ranking* da Federação IFBB (International Federation of Body Building and Fitness), terceira colocada no sul-americano e sétima colocada no mundial. Especialista em Transformação Corporal e em Pilates.

Treinamento de Pernas | Profa. Bruna Saragiotto, *personal trainer* da Academia Pelé Club, pós-graduada em Treinamento Desportivo na FMU, especializada em Pilates, Treinamento na Dor e Treinamento Funcional Kettlebell.

Treinamento de Tronco | Prof. Fabio Aquino, *personal trainer* da Academia Pelé Club, pós-graduado em Nutrição e Qualidade de Vida pela Faculdade Fefisa (2006) e em Fisiologia do Exercício pelo Centro de Fisiologia do Exercício (2007).

Textos | Deborah Bresser

Agradecimentos

Ao meu filho Lucas, à minha mãe Iracema, ao meu amor Vanessa, a toda minha família e aos amigos.

À Fernanda Amaral, por sua garra e sua dedicação.

A minha equipe de *coachs*, Claudio Macedo, Danilo Caggiano, Diego Figueroa e Ana Clécia Leal.

A toda a minha equipe do livro: Deborah Bresser, Domingues, Savério Perillo, Thiago Volpi, Jaqueline Bernardine, Disnei Sanches, Bruna Saragiotto, Gilmara Chaves, Daniele Bina, Fabio Aquino, Thales Martins e Marcelo Dantas.

Aos meus colaboradores Luis Cruz e Neia Brosso.

A Augusto Anzelotti, Adriana Camargo, Fernanda Baptista e a toda a equipe de profissionais da Academia Pelé Club.

A toda a equipe da rede de restaurantes Fitfood.

Ao Carneiro e à equipe de loja de materiais esportivos Velocita.

Ao Genival e à equipe da corretora de seguros Protex.

À Chris e à equipe de confecção de moda fitness CCM e Caju Brasil.

Ao Tony Rodrigues e a toda a equipe do Jaque Janine Itaim.

Ao Daniel Santana e a toda a equipe da Metropol Digital.

Eu queria agradecer de coração a todos os meus alunos pela confiança depositada em mim e na minha equipe ao longo de todos esses anos, para cuidar do seu maior bem: seus corpos.

Tenho uma trajetória profissional de 20 anos dedicada à busca de eficácia na transformação da vida das pessoas através da educação do físico e da mente. Nascemos para cuidar de vocês e temos muito orgulho disso.

Obrigado por darem sentido a nossa existência.

ALEXANDRE BRÓ

Preparação de textos: OK Linguística
Revisão de textos: Beatriz Marchesini e Débora Tamayose Lopes
Capa: A2
Projeto gráfico e paginação: A2
Foto de capa: istock
Fotos de miolo: istock (aberturas) e Julio Bittencourt (modelo)

2010

TEXTO EDITORES LTDA.
[Uma editora do grupo Leya]
Av. Angélica, 2163 – Conjunto 175
01227-200 – Santa Cecília – São Paulo – SP – Brasil
www.leya.com

Dados internacionais de catalogação na publicação (CIP-Brasil)
Ficha catalográfica elaborada por Oficina Miríade, RJ, Brasil.

A381 Alexandre Filho, José
Treino para mulheres : programa de 16 semanas de exercícios para deixar você em forma / José Alexandre Filho, Deborah Bresser . – São Paulo : Lua de papel, 2010.
168 p. : il. color.

Inclui bibliografia.
ISBN 978-85-63066-34-3

1. Exercícios físicos para mulheres. 2. Aptidão física em mulheres. 3. Educação física para mulheres. 4. Esportes para mulheres. I. Bresser, Deborah. II. Título.

10-0042 CDD 613.71

Este livro foi composto em Gill Sans e Frutiger para a Leya, em setembro de 2010.